KB082530

당신의 건강을 응원합니다!

_____ 님께

_____ 드림

김선우 교수의
국가대표 운동법

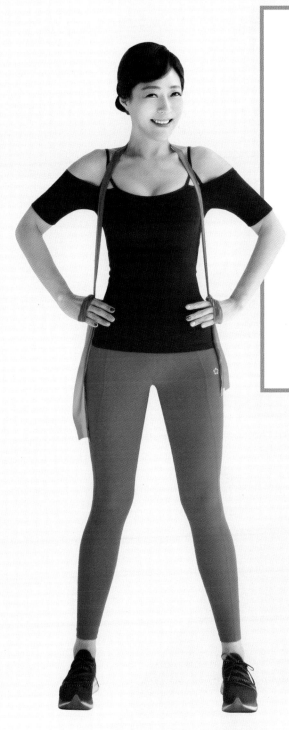

김 선 우 교 수 의

국가
대표
운동법

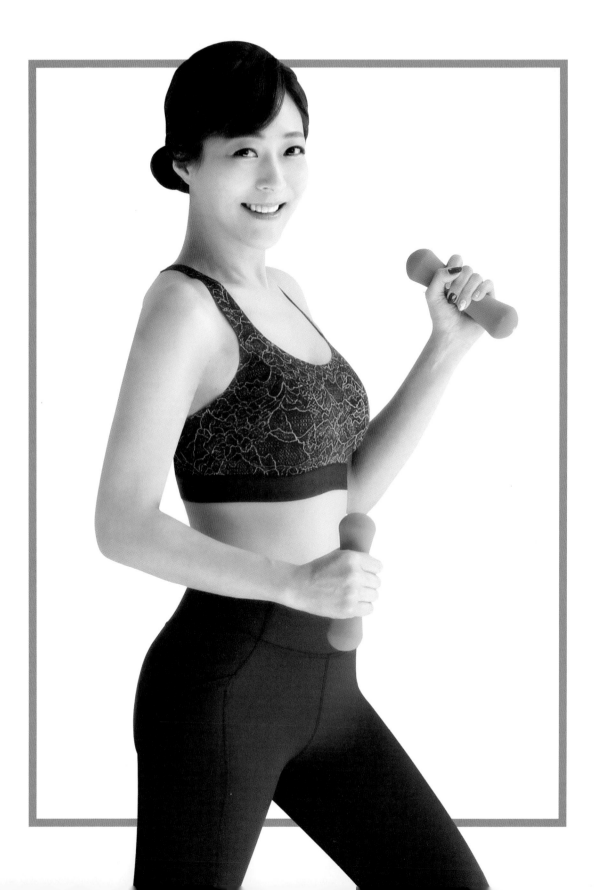

내 몸은 행복할 권리가 있다

　우리의 몸은 모두 다릅니다. 이 세상에 똑같이 생긴 사람은 단 한 사람도 없습니다. 쌍둥이는 똑같지 않냐고요? 일란성 쌍둥이라고 해도 자세히 보시면 다 다릅니다. 사람마다 얼굴 생김새가 다 다르듯이 손발의 모양새도 다르고 몸매도 다릅니다. 하체가 발달한 사람도 있고 상체가 발달한 사람도 있습니다. 자연히 움직이는 자세나 방법도 모두 제각각입니다. 그렇다면 사람마다 운동법도 달라야 하지 않을까요?

　건강을 위해 운동을 하는 사람들이 많습니다. 어떤 사람들은 날씬한 몸매를 갖고 싶어서, 어떤 사람들은 통증이나 불편한 곳을 치료하기 위해 운동을 합니다. 그런데 우리 몸이 서로 다르다는 사실을 알지 못하고 다들 기계처럼 똑같은 운동을 반복합니다. 때로는 욕심이 앞서서 무리를 하기도 합니다. 그러다보니 건강해지려고 운동을 하다가 오히려 부상을 당하기도 하고 병에 걸리기도 합니다. 제가 운영하는 바디스마일에도 그런 분들이 많이 찾아오십니다. 저는 그때마다 무척 안타까웠습니다.

뒤에서 자세히 이야기하겠지만 저는 어려서 아주 허약했습니다. 그런데 몸에 좋다는 음식을 많이 먹다보니 어느새 뚱보가 되었고, 날씬해지고 싶어서 운동을 하다가 국가대표 유도선수가 되었습니다. 훈련 중에 큰 부상을 당해 운동을 포기하게 되었지만 결국 재활운동을 통해 다치기 전 못지않게 몸을 잘 쓸 수 있게 되었습니다. 이를 계기로 운동을 학문적으로 공부하게 되었고 미국 유학까지 다녀왔습니다. 지금은 국내 1호 헬스 큐레이터로서 대학 강단에서, 방송에서, 바디스마일에서 운동으로 건강해지는 법을 널리 전파하기 위해 노력하고 있습니다.

여러분들에게 내 몸에 맞는 운동법이 어떤 것인지, 어떻게 하면 건강해질 수 있는지 알려드리고 싶습니다. 특별한 도구나 기계가 필요하지 않고 과히 어렵지 않지만 과학적으로 효과가 입증된 운동들입니다. 여러분은 단지 '잠깐' 시간을 내서 제가 알려드리는 대로 몸만 '조금' 움직이시면 됩니다.

여러분의 몸은 행복할 권리가 있습니다. 이 책을 통해 찌푸렸던 여러분의 몸이 행복하게 웃을 수 있다면 참 좋겠습니다.

김선우의 〈웃는 몸 만들기 프로젝트〉는 계속됩니다!

바디스마일에서

김선우

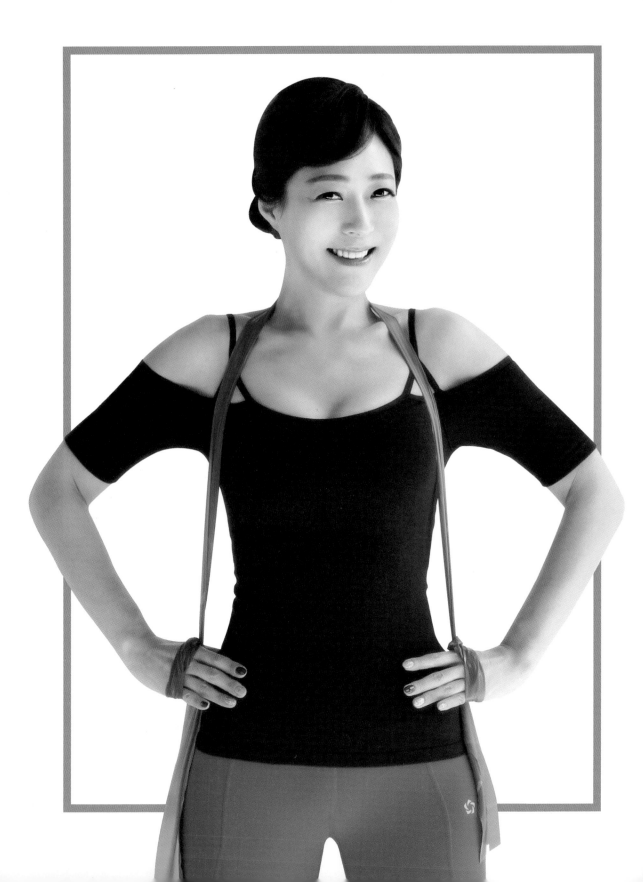

내 몸에 맞는 운동은 따로 있다

건강에 좋은 음식이 있고 해로운 음식이 있듯이, 운동에도 득이 되는 운동이 있고 독이 되는 운동이 있습니다. 어떤 사람에게는 득이 되는 운동이 어떤 사람에게는 독이 되기도 합니다. 예를 들어볼까요?

요즘 건강한 삶의 포인트로 그 중요성이 강조되고 있는 것 중 하나가 바로 허벅지 근육입니다. 튼튼한 허벅지 근육의 중요성은 여러 언론 매체나 건강 도서 등을 통해 이미 많은 사람들에게 널리 인식되었습니다. 그 때문인지 이른바 '꿀벅지' 만들기 열풍이 불기도 했습니다. 그렇다면 이 허벅지 근육을 키우기 위한 운동 중 가장 보편적인 방법은 무엇일까요? 바로 스쿼트입니다. 스쿼트는 허벅지가 무릎과 수평이 될 때까지 앉았다 일어났다 하는 운동으로, 우리 몸의 가장 큰 근육군인 허벅지 근육(대퇴근)과 허리 근육(척추기립근) 등을 강화시키는 훌륭한 운동법입니다.

그런데 무릎이나 허리가 좋지 않은 분들이라면 어떨까요? 이 훌륭한 운동법은 무릎 관절염 환자의 상태를 순식간에 더욱 악화시킬 것입니다. 허리 디스크 환자의 경우에도 증세를 악화시키는 최악의 운동법이 될 것입니다.

그렇다면 무릎이나 허리가 아픈 사람들은 허벅지 근육을 키울 방법이 없을까요? 무릎과 허리에 부담을 주지 않고 허벅지 근육만 자극시켜 무릎과 허리를 강화하고 근육을 키워줄 수 있는 운동 방법은 얼마든지 있습니다. 단지 우리가 그 방법을 잘 모르고 있을 뿐이죠.

제가 개인지도를 해드리는 분이 있었습니다. 처음에 운동을 시작할 때 허리 디스크가 있다고 하셨습니다. 진단서를 가져오시지는 않았으나 디스크가 확실하다고 주장하셔서 몇 가지 운동 테스트와 움직임 기능 테스트를 해보았는데 딱히 디스크라고 할 수 있는 증상은 없었습니다. 하지만 허리 디스크라고 너무 확신하고 계셔서 허리 디스크에 좋은 코어 강화 트레이닝(허리의 C커브를 유지하고 허리 주변 근육을 강화하는 운동)을 시켰습니다.

건강에 좋은 음식이 있고 해로운 음식이 있듯이. 운동에도 득이 되는 운동이 있고 독이 되는 운동이 있습니다. 어떤 사람에게는 득이 되는 운동이 어떤 사람에게는 독이 되기도 합니다.

보통 꾸준히 운동할 경우 두어 달 정도면 허리의 통증이 서서히 줄어들고 움직임이 부드러워지기 시작합니다. 그런데 이분은 이상하게 아무런 변화가 없는 것이었습니다. 세심히 관찰해보니 허리의 움직임이나 통증을 느끼는 정도 등이 디스크와는 조금 달랐습니다. 저의 소견으로는 다른 문제인 것 같아서 병원에 다녀오시도록 권유했습니다. 운동 치료는 본인 몸의 문제점을 정확히 알고 시작해야 하는데, 이분은 정확한 진단명도 모른 채 그냥 허리가 아프니 무조건 디스크라고 생각하셨던 것입니다.

진료 결과 이분의 정확한 진단명은 척추관 협착증이었습니다. 같은 허리 통증이라 하더라도 척추관 협착증과 척추 디스크의 운동법은 완전히 다릅니다. 여태까지 협착증으로 허리가 불편하신 분께 허리 디스크 운동을 시켰으니 별 도움이 되지 않았던 것입니다.

저는 운동 현장에서 다양한 분들을 만납니다. 당뇨나 고혈압이 있는 사람, 관절염이 있거나 어깨가 아픈 사람, 허리나 무릎, 손목 또는 팔꿈치가 아픈 사람, 신장이 안 좋은 사람… 이렇게 각각 상황이 다른 사람들이 건강해지려고, 날씬해지려고, 단지 운동을 해야 한다니까 등등 여러 가지 이유로 모두 똑같이 덤벨을 들고 스쿼트를 하고 트레드밀 위를 뛰면서 닭 가슴살과 채소, 삶은 달걀 등으로 끼니를 때우는 것이 과연 올바른 방법일까요?

우리 몸이 모두 다르듯이 운동과 영양도 내 몸에 맞춤화되어야 합니다. 우리가 아플 때 의사의 진료를 받고 약을 처방받아 복용하듯이 운동도 내 몸에 맞는 운동을 처방받아 올바르게 실행할 때 비로소 몸에 좋은 변화가 생기고 건강해질 수 있습니다. 그래야 내 몸이 진정으로 행복하게 웃을 수 있는 게 아닐까요?

저는 여러분들께 그런 이야기를 들려드리고 싶습니다. 어려운 이론 강의가 아닌, 쉽고 재미있는 이야기를 통해 스스로 내 몸에 맞는 운동법을 찾고 몸을 건강하게 만들 방법을 나누고 알려드릴 수 있다면 저는 정말 행복할 것 같습니다.

작게는 물 한 컵을 마시는 것에서부터 무거운 운동 기구를 들어 올리는 것에 이르기까지 내 몸을 운동에 맞추는 것이 아닙니다. 천천히 시간을 가지고 운동을 내 몸에 맞춰가야 합니다. 이 책에 소개된 운동법들은 다행히(?) 돈이 들지 않는 운동법입니다. 대부분 맨몸으로 할 수 있는 운동입니다. 도구가 필요한 운동이라고 해도 따로 돈을 들여 구입하지 않아도 되는 도구들입니다. 게다가 대부분 쉽고 간단한 운동이어서 책에 나오는 설명을 보고 누구나 따라할 수 있습니다.

　여러분은 꾸준히 실천하시기만 하면 됩니다!

목차

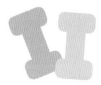

3 운동, 그것이 궁금하다 Q&A

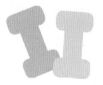

1

운동,
이 정도는
알고 시작하자

운동에 대한 기초 지식

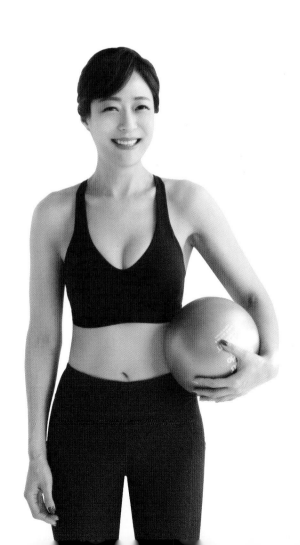

국가대표 유도선수의 아픈 추억

내 몸을 망가뜨린 운동, 내 몸을 살린 운동

어렸을 때 저는 굉장히 마르고 허약한 아이였습니다. 태어날 때부터 작게 태어나기도 했지만 움직이는 것에 비해 워낙 먹는 것이 부실하다보니 살집이라고는 없이 삐쩍 마른 데다가 자주 잔병치레를 했습니다. 저희 어머니께서는 하나뿐인 딸 걱정에 저를 살찌우려 안 해보신 것이 없었지만 결과는 번번이 실패로 끝났고 저는 점점 더 야위어만 갔습니다.

한번은 제가 유치원에서 식은땀을 흘리면서 돌아오자 어머니는 딸이 야위다 못해 이제는 기까지 빠졌다면서 한숨을 쉬셨습니다. 그러고는 당장 저를 당시 엄청 유명했던 한의원에 데려가셨습니다. 거기서 어머니는 제 인생을 통째로 바꿔버린 기가 막힌 비책을 듣게 됩니다.

그 엄청난 비책이란 바로 황기를 듬뿍 넣고 푹 삶은 닭 국물을 꾸준히 먹으면 토실토실 살이 붙고 건강해진다는 것이었습니다. 그날부터 저는 딸을 살찌우려는 비장한 각오로 똘똘 뭉친 어머니의 협박에 못 이겨 반강제로 그 닭기름이 둥둥 뜬 국물을 아침저녁으로 먹기 시작했습니다. 구역질을 해가면서요. 정말 곤욕도 그런 곤욕이 없었지요.

그런데 이게 웬일입니까? 한 두어 달쯤 지나자 갑자기 제 몸이 정말 거짓말처럼 불어나기 시작하는 것이 아니겠어요? 저는 단 1년 만에 초고도 비만 어린이가 되

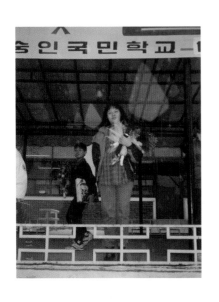

었습니다. 순식간에 살이 찌다보니 살이 터버렸고 맞는 아동복이 없었습니다. 반 친구들은 저를 '날아다니는 돈가스', '먹깨비' 등으로 불러댔습니다. 저는 저를 그렇게 만든 엄마가 정말 밉고 원망스러웠습니다. 한창 외모에 신경 쓰기 시작할 나이에 그 지경이 되었으니 그런 생각이 안 들면 이상한 거겠지요.

이건 아니다 싶었던 어머니는 그때부터 저에게 운동을 권유하셨습니다. 저는 저를 놀리는 반 친

고등학교 2학년 때 국가대표 상비군으로 발탁되고 한창 유도선수로서
맹활약하며 멋지게 성장하고 있을 당시 저는
제 인생을 통째로 바꿔버린 두 번째 사건에 직면하게 됩니다.

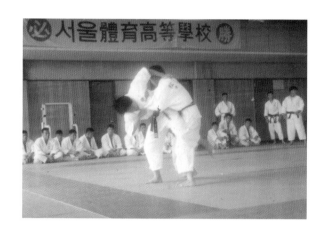

구 녀석들을 혼내줄 생각으로 유도를 배우기로 결심했고, 그게 제가 청소년 유도 국가대표가 될 수 있었던 웃지 못할 이야기의 시작입니다. 유도가 참 재미있고 멋있는 운동이라는 생각에 열심히 하기도 했지만 제 적성에도 잘 맞았는지 저는 중학교 때부터 각종 유도 대회에 나갈 때마다 메달을 따거나 입상을 했고 급기야는 서울체육고등학교로 스카우트되었습니다.

고등학교 2학년 때 국가대표 상비군으로 발탁되고 한창 유도선수로서 맹활약하며 멋지게 성장하고 있을 당시 저는 제 인생을 통째로 바꿔버린 두 번째 사건에 직면하게 됩니다. 훈련 중 무릎이 완전히 반대로 꺾이는 심각한 부상을 당한 것입니다. 무릎 전방십자인대 파열, 측방십자인대 파열, 후방십자인대 파열, 그리고 반월상 연골 파열이라는 진단과 함께 무릎을 20센티미터나 찢는 큰 수술을 받

았습니다. 무릎이 완전히 꺾이던 그 순간의 공포가 채 가시기도 전에 무릎에 생긴 엄청난 상처와 피범벅이 된 수술 자국을 보게 되었습니다. 여러 해가 지난 지금도 잊을래야 잊을 수 없는 생생한 아픔입니다.

잘나가던 유도 유망주가 한순간에 그렇게 되어버리자, 그래도 운동을 계속 시키려는 감독 선생님과 운동을 그만 시키겠다는 어머니의 갈등 속에서 저는 눈치를 보며 학교에 다녀야 했습니다. 결국에는 체육 특기자 혜택과 선수 생활을 모두 포기하고 공부로 진로를 바꾸게 되었습니다.

모든 것이 참 낯설었습니다. 항상 운동하던 시간에 펜을 잡고 공부하는 것이, 더 이상 유도복을 입지 않고 교복을 입는 것이, 새벽 훈련을 하지 않고 늦은 아침에 눈을 뜬다는 것이 제게는 낯설었습니다. 마치 다른 세상으로 이사 온 것 같은 느낌이었습니다.

라이벌이었던 친구들은 어느새 다들 멋지게 대회에 나가서 우승도 하고 대표팀에 합류해 있었습니다. 좋은 대학 진학도 보장받았고요. 저만 부상을 당해 아무것도 이루지 못하고 낙오자가 되었다는 쓸쓸함과 폭발할 듯한 서러운 감정은 정말

모든 것이 참 낯설었습니다. 항상 운동하던 시간에 펜을 잡고 공부를 하는 것이,

더 이상 유도복을 입지 않고 교복을 입는 것이,

새벽 훈련을 하지 않고 늦은 아침에 눈을 뜬다는 것이

느껴보지 않은 사람들은 아마 이해하기 힘들지도 모르겠습니다.

　다친 다리는 불안정했습니다. 다리를 잡고 흔들어보면 덜컹거리며 움직이는 것이 느껴졌습니다. 끊어진 인대를 수술로 이어놓은 것이다보니 그럴 수밖에 없었습니다. 이젠 내 다리가 정상적으로 기능하기는 힘들겠다는 생각에 점점 더 우울해졌지요. 그런 저를 보고 어머니는 운동 재활 치료를 받도록 도와주셨습니다.

　대학입시와 운동 재활 치료를 힘들게 병행하면서 상처로 흔들리던 마음이 어느 정도 갈피를 잡아갈 때쯤 저는 기적적으로 한양대학교 체육과에 합격할 수 있었습니다. 어린 나이지만 저를 통째로 바꿔놓은 세 번째 인생을 그때부터 시작하게 되었습니다. 그것은 바로 운동 재활 치료와의 만남이었습니다.

　대학에 진학해서도 저는 꾸준히 무릎 재활 운동을 했습니다. 하도 심하게 덜컹거리고 흔들려서 예전처럼 달리기는 할 수 없을 거라고 생각하고 큰 기대는 하지 않았습니다. 그런데 언제부터인지 정말 신기하게도 제 무릎이 점점 단단해지고 힘이 실리는 것을 느낄 수 있었습니다. 분명히 계단을 내려갈 때 불안하게 흔들려서 힘들었는데 이제는 그런 것이 하나도 느껴지지 않고 오히려 예전보다 더 높이

점프를 할 수 있을 정도가 되었지요. 그때 저는 결심했습니다. 운동 재활, 운동생리학! 바로 이거구나! 이 분야를 내 전공으로 공부해야겠다!

사실 제가 대학에 다닐 때까지만 해도 '운동 재활'이나 '운동 처방' 같은 단어들이 생소하던 시기였던지라 부모님께서는 체육교육학을 전공해서 임용고시를 보는 것이 어떻겠냐고 권유하셨습니다. 하지만 저는 제 몸을 되살려준 운동 재활을

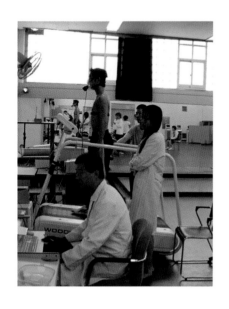

꼭 배우고 싶다고 빡빡 우겼고, 결국에는 석사 과정을 마친 후 미국으로 유학까지 떠나게 되었습니다.

운동생리학은 배우면 배울수록, 사람들을 가르치면 가르칠수록 너무나도 새롭고 신기했습니다. 가장 기본적으로는 운동을 하면 왜 심장이 점점 빨리 뛰기 시작하는가에서 시작해서 크게는 사고나 부상으로 손상을 입은 근조직을 강화시키고 굳어버린 관절의 가동 범위를 넓혀주는

저는 제 몸을 되살려준 운동 재활을 꼭 배우고 싶다고 빡빡 우겼고,
결국에는 석사과정을 마친 후 미국으로 유학까지 떠나게 되었습니다.

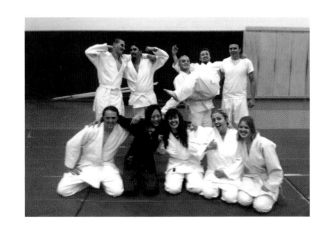

것까지, 우리 몸의 가장 필수적 요소인 움직임을 올바르게 만들어내는 것이 바로 운동생리학과 운동 재활이 가지고 있는 뿌리칠 수 없는 매력이었지요.

미국에서 운동생리학을 공부하던 시절 저는 정말 다양한 사람들을 많이 만났습니다. 특히 우리나라와는 신체 사이즈부터가 차원이 다른 비만인들이 많았습니다. 그들은 과체중으로 인한 각종 관절 질환에 시달리면서도 비싼 의료비 때문에 제때 치료를 받지 못해 통증과 합병증으로 고생하고 있었습니다. 미국은 분명 선진국이었지만 국민들이 누릴 수 있는 의료 혜택은 거의 최악의 수준 같았습니다. 그런 상황에서 각자에게 맞는 운동을 지도하고 그들의 몸 상태를 개선시킨다는 것이 결코 쉬운 일은 아니었습니다. 그러나 그곳에서의 다양한 경험은 제가 운동 재활에 대해서 많은 것을 느끼고 배울 수 있었던 소중한 시간이었

습니다.

 물론 가끔씩은 언어 소통이 불편하고 운동 치료의 원리가 잘 이해되지 않아서 혼자 고민하고 힘들어했던 적도 있었습니다. 예를 들면 오른쪽 어깨가 아픈 사람에게 왼쪽 발목의 부하를 가중시켜 걷기 운동을 시키고, 팔꿈치 통증이 있는 사람에게 손가락 펴기 운동을 시키고, 심장이 안 좋은 사람에게 종아리 운동을 시키는 등의 운동 방법은 도무지 이해가 되지 않았습니다. 영문도 모른 채 사람들이 운동하는 모습을 지켜보면서 내가 왜 여기에 있나, 이게 맞는 건가 하는 의문이 들기도 했지요.

운동은 무조건 옳다?

득이 되는 운동, 독이 되는 운동

운동 현장에서는 흔히 잘못된 정보 때문에 본의 아니게 자신의 몸을 혹사시키는 경우를 종종 목격하게 됩니다.

한번은 이런 적이 있었습니다. 눈에 다래끼가 심하게 난 회원 한 분이 운동을 너무 열심히 하고 계셨습니다. "아니 쉬셔야지, 왜 운동을 하세요?" 하고 여쭤보니 "운동해서 땀을 빼야 다래끼가 빨리 낫지요"라는 대답이 돌아왔습니다.

여러분들은 어떻게 생각하시나요? 몸에 화농성 염증이나 다른 염증 질환이 발생했을 때에는 무조건 안정을 취하고 가벼운 스트레칭 정도로 몸의 순환 기능을 도와주는 것이 바람직합니다. 몸에 염증이 있는 상태에서 무리하게 근육을 사용하는 등의 운동을 하게 되면 어떤 일이 일어날까요? 염증 회복을 위해 염증 부위로 집중되어야 할 혈액이 운동을 하고 움직이는 근육군으로 집중됩니다. 또한 운동 후의 부산물이 염증의 정도를 더 심하게 만들 수 있습니다. 따라서 그럴 때 하는 운동은 오히려 몸에 독이 되는 것입니다.

운동 중의 수분 섭취도 아주 중요합니다. 우리는 보통 운동 후 목이 마를 때 물을 벌컥벌컥 들이켭니다. 그런데 사실은 목이 마른 다음에 물을 마시면 이미 늦은 것이라는 사실을 알고 계신가요?

그렇다면 우리 몸의 올바른 전해질 밸런스를 유지시켜주고 과한 수분 배출(탈수)에 대비하려면 어떻게 해야 할까요? 운동 전 1~2시간 전에는 미리 충분한 양의 수분을 섭취하는 것이 바람직합니다. 또 운동 중에는 소량의 물을 조금씩 자주 섭취해야 위장의 부담은 덜어주면서도 움직임에 대비해 몸속의 수분 밸런스를 맞춰줄 수 있습니다.

다시 한 번 강조하지만 우리가 열심히 운동하고 난 후 목이 마를 때 벌컥벌컥 마시는 물은 우리 몸의 수분 밸런스를 위해서는 이미 늦은 것이라는 사실, 이제는 확실히 아셨죠?

그 밖에도 뻐근한 관절을 풀어준다면서 어깨나 무릎을 마구 돌리고 두드린다든지, 본인의 체질을 고려하지 않고 어느 한 가지의 영양소만 과도하게 섭취함으로 눈에 다래끼가 심하게 난 회원 한 분이 운동을 너무 열심히 하고 계셨습니다.
"아니 쉬셔야지, 왜 운동을 하세요" 하고 여쭤보니
"운동해서 땀을 빼야 다래끼가 빨리 낫지요"라는 대답이 돌아왔습니다.

써 무리하게 살을 빼려고 하는 행위 또한 내 몸을 서서히 망가뜨리는 일이라는 걸 아시는지요?

이런 경우 외에도 운동 현장에서는 잘못된 지식으로 오히려 건강을 해치는 경우를 종종 목격할 수 있습니다. 저에게는 정말 안타까운 일이 아닐 수 없습니다.

이제 바야흐로 100세 시대라고 합니다. 이제부터는 우리가 조금 더 관심을 가지고 소중한 우리의 몸을 잘 관리할 수 있다면 보다 더 행복하고 편안한 삶을 준비하는 데 큰 도움이 되지 않을까요?

우리 몸은 가장 소중한 재산입니다. 그 소중한 재산을 가장 잘 지킬 수 있는 길! 바로 올바른 운동이겠지요? 자, 이제부터 저와 함께 활짝 웃는 몸을 만들어보실까요?

운동에는 때와 순서가 있다

적절한 운동과 휴식

운동에는 순서가 있다

운동을 할 때 어느 부위부터, 어떤 운동부터 해야 하는지 신경 쓰이는 분들 많으시죠? 다리 운동을 할까, 팔 운동을 할까, 아니면 복근 운동부터 시작해야 하나, 정말 매번 고민이 되기는 합니다. 우리가 밥을 먹을 때에도 애피타이저부터 디저트까지 먹는 순서가 있듯이 운동에도 순서가 있습니다.

근육운동을 할 때에는 먼저 큰 근육을 사용하고 난 뒤 작은 근육을 사용해야 몸의 피로를 효과적으로 줄이고 부상도 방지할 수 있습니다. 큰 근육으로는 주로 가슴의 대흉근, 어깨의 삼각근, 등의 광배근, 엉덩이의 둔근, 허벅지의 대퇴근 그리고 종아리의 비복근 등이 있습니다. 작은 근육으로는 배의 복직근, 등의 승모근, 위팔의 상완이두근, 상완삼두근 그리고 아래팔의 전완근 등이 있지요. 그러니 예를 들자면 운동을 시작할 때 하체 운동이 주가 되는 스쿼트와 데드리프트를

우리가 밥을 먹을 때에도 애피타이저부터 디저트까지
먹는 순서가 있듯이 운동에도 순서가 있습니다.

먼저 하고 난 후 상체 운동으로 덤벨컬을 하면 좋다는 이야기입니다.

그런데 피트니스 센터에 오자마자 힘자랑이라도 하듯 무턱대고 팔부터 걷어붙이고 별다른 준비운동도 없이 열심히 덤벨을 들어 올리는 남성들을 보면 저는 참으로 안타까울 때가 많습니다. 식당에 와서 밥도 먹기 전에 디저트부터 먹어치우는 셈이니, 이 얼마나 잘못된 순서입니까?

물론 디저트 먼저 먹는다고 우리 몸이 당장 어떻게 되지는 않듯이 덤벨부터 들어 올린다고 해서 큰일이 나는 것은 물론 아닙니다. 그러나 우리 몸이 활성산소에 덜 노출되고 최대한의 운동 효율을 얻기 위해서는 순서에 맞게 운동하는 것이 정말 중요합니다.

적당한 운동과 적당한 휴식이란?

'과유불급'이라는 말이 있습니다. 지나친 것은 모자란 것이나 마찬가지라는 뜻이죠. 그만큼 중용이 중요하다는 이야기입니다. 이 위대한 성어는 운동에도 어김없이 적용이 됩니다. 가끔 피트니스 센터나 공원에 가서 보면 운동에 대한 과도

한 욕심 때문에 근육과 관절이 쉴 틈도 없이 운동에 운동을 거듭하는, 에너지 넘치는 분들이 꼭 계십니다.

과연 그렇게 열심히 운동하면 우리 몸이 날씬하고 건강해질까요? 정답은 'No'입니다. 휴식은 운동 못지않게 중요합니다. 그렇다면 휴식 시간은 어느 정도가 적당할까요?

근력운동 후의 적당한 휴식 시간은 낮은 중량을 사용하는 초보자의 경우에는 운동 후 1~2일 정도입니다. 높은 중량을 사용하는 중·고급자의 경우에는 2~3일 정도의 휴식을 취해주는 것이 적당합니다. 휴식은 운동에 동원되어 엄청난 노동을 한 근세포를 쉬게 하고, 연료로 쓰이는 지방세포가 잘 분해되도록 해줍니다. 따라서 운동 후 휴식은 우리 몸에서 운동 못지않게 중요한 역할을 합니다. 우리가 올바른 식단으로 근육에 양질의 단백질을 공급해주고, 충분한 휴식으로 손상된 세포들의 재생을 도울 때 지방의 분해와 근육의 합성 등 우리 몸의 올바른 변화가 원활하게 일어나기 시작합니다.

하지만 그렇다고 방심하고 지나치게 쉬어버리는 것도 물론 금물입니다. 휴식

과연 그렇게 열심히 운동하면 우리 몸이 날씬하고 건강해질까요?
정답은 'No'입니다. 휴식은 운동 못지않게 중요합니다.

도 지나치면 좋지 않습니다. 열심히 운동한 후 해당 부위를 4일 이상 쉬게 하면
오히려 운동 효과를 더 떨어뜨릴 수 있으므로 운동하는 것 못지않게 휴식 기간
또한 잘 조절하는 것이 굉장히 중요합니다.

　뭐 하나 쉬운 게 없네요. 과유불급이라고 했죠? 뭐니 뭐니 해도 적당한 게 제일
좋습니다.

뭉친 근육을 풀어주려면?

몸이 좀 뻐근한 듯해서 마사지를 받았는데 오히려 몸에 멍이 들고 통증과 불편함을 겪었던 경험이 아마 한 번쯤은 있을 것입니다. 마사지는 인대나 근육의 유착과 관절의 변형으로 인해 굳어져버려 문제를 일으키는 부위를 풀어주고 혈액순환을 도와주는 등의 해결책으로 널리 쓰이고 있습니다. 그런데 보통 이런 근육의 유착이나 변형 등이 있는 환자의 경우 마사지 중에 문제 부위에 통증을 느끼기 때문에 강하게 마사지를 할수록 근육이 잘 풀리는 것이라 생각하고 시원하다고 느낍니다. 마사지를 잘 받았다고 생각하는 것이지요. 하지만 그것은 잘못된 생각입니다. 물론 강한 힘으로 누르고 문지르면 일시적으로 통증 부위가 풀리는 것 같고 시원하다는 생각이 들 수 있습니다.

그러나 근육을 감싸고 있는 근막의 이완이라는 최종 목표를 위해서 이는 그렇게 좋은 방법만은 아니라고 할 수 있습니다. 우리 몸의 근육과 근육을 싸고 있는 근막 사이에는 장력이 존재하는데, 이것을 강한 힘으로 찍어 누르게 되면 우리 몸의 방어 기전으로 인해 더 큰 반대 힘이 작용해 근육의 긴장이 풀리는 게 아니라 오히려 더 고착될 수도 있습니다. 더 심하게는 약하고 통증이 있는 부위에 과도한 힘이 실린 마사지를 받을 경우에 2차적인 조직 손상이 생길 수도 있다는 점을 잘 기억하셔야 합니다. 필요 이상의 압박은 근육과 근막에 역반응을 초래하고 통증을 다른 부위로 이동시키거나 또 다른 새로운 통증을 만들어내는 악순환의 시발점이 된다는 것을 여러분께 알려드리고 싶습니다.

그렇다면 뭉치거나 유착된 근육을 풀어주는 좋은 방법은 없을까요? 최근에는 자가 근막 이완 요법이 적극 권장되고 있습니다. 자신의 체중을 이용해 스스로 강도를 조절하며 근막을 효과적으로 풀어줄 수 있는 방법이라 아주 실용적이고 유용합니다. 폼롤러를 사용하여 스스로 근막을 누르고 문지르는 것은 근육의 파워를 증대시키고 근육 속 혈액과 산소 공급을 원활하게 해주는 등 다른 사람이 해주는 비싼 마사지보다 내 몸을 위해 훨씬 더 저렴하고 질 좋은 투자가 될 것입니다.

통증이라고 다 같은 통증이 아니다

통증을 구분하는 법 & 대처하는 법

통증에는 어떤 의미가 있을까요? 여러분들은 통증에 어떻게 대처하시나요?

통증은 내 몸이 "정말 힘들어요. 나 좀 봐주세요"라고 호소하는 것입니다. 우리 몸의 '소리 없는 아우성'이라고 생각하시면 됩니다. 아기들이 배가 고프거나 어디가 아프면 울어서 그 불편함을 표현하듯이 우리 몸도 각종 통증으로 그 불편함을 호소하는 것이지요.

따라서 통증은 무작정 참거나 지나쳐서는 절대 안 됩니다. 또한 주사나 약물 등의 화학적 처치로 당장의 통증을 달래는 습관을 들이는 것도 좋지 않습니다. 통증은 그 형태와 특징을 잘 구분해서 증상에 맞는 올바른 해결책을 찾아 대처해야 합니다. 그래야 몸 상태를 빨리 원래대로 돌려놓아서 행복한 몸을 만들 수 있을 테니까요.

아프기는 아픈데 어떻게 해야 할지 몰라서 답답한 경우가 자주 있습니다. 도대

통증은 내 몸이 "정말 힘들어요. 나 좀 봐주세요"라고 호소하는 것입니다.
우리 몸의 '소리 없는 아우성'이라고 생각하시면 됩니다.

체 병원에 가야 되는 건지, 약을 먹어야 하는 건지, 운동을 통해 치료해야 하는 건지, 아니면 마사지를 받아야 하는 건지 정말 애매할 때가 많습니다. 이럴 때에는 먼저 통증을 잘 파악해야 합니다.

먼저 골절을 한번 살펴볼까요? 골절은 외부 충격으로 인해 뼈가 손상되는 것입니다. 손상 부위에 심한 부기와 함께 찌르는 듯한 날카롭고 강한 통증이 나타납니다. 특별히 움직이지 않아도 해당 부위가 아프고, 손상된 뼈를 움직여보면 날카로운 통증이 나타나는 지점을 딱 짚을 수 있을 정도로 통증 부위가 정확합니다. 이럴 때는 만사 제쳐두고 무조건 병원으로 가서 다친 부위를 고정시키는 것 외에는 방법이 없습니다.

그렇다면 인대 손상은 어떨까요? 인대는 뼈와 뼈를 연결해주는 질긴 끈 같은 조직입니다. 주로 관절이 제 위치를 벗어나지 않도록 안전하게 지지해주는 역할을 합니다. 그렇기 때문에 인대 손상은 뼈와 뼈 사이인 관절 부위에서 주로 일어나고 손상된 부위의 관절을 움직일 때 그곳에만 국한된 통증이 나타나는 경우가 많습니다.

'아킬레스건'으로 유명한 건은 근육의 끝 부분으로, 근육을 뼈에 붙여주는 역할을 합니다. 따라서 이 부분이 손상되었을 경우 통증이 나타나는 곳은 주로 팔 끝, 다리 끝과 같은 관절의 말단 부위입니다. 관절을 움직일 때보다는 근육을 늘려주는 스트레칭을 할 때 그 통증의 정도가 심해지는 것이 특징입니다.

신경계의 통증은 어떨까요? 우리 몸속에 마치 전선처럼 뻗어 있는 신경계의 통증은 사방에서 나타날 수 있습니다. 딱히 아프다기보다는 찌릿찌릿하거나 저린 느낌이 더 강할 때가 많고, 특히 밤이 되면 더욱 심해집니다. 문제가 발생한 부위에서 신경이 뻗어나가는 부위로 통증이 연결되어 나타나는 경우가 많습니다. 예를 들면 허리 디스크가 있는 경우 다리가 저리는 현상이 나타나는 것이 대표적인 경우입니다.

그렇다면 근육통은 어떨까요? 보통 우리가 원인을 모르고 그냥 지나치게 되는 만성 통증들 중 대부분은 근육통이라고 할 수 있습니다. 웬만한 통증들은 의학적 검사로 그 증상이 쉽게 파악되지만 근육통은 단순히 손상을 받은 부위의 근섬유에서만 나타나는 것이 아니라 근육을 싸고 있는 근막의 연결선을 따라 통증이 돌

통증은 무작정 참거나 지나쳐서는 절대 안 됩니다. 또한 주사나 약물 등의
화학적 처치로 당장의 통증을 달래는 습관을 들이는 것도 좋지 않습니다.

아다니기도 하기 때문입니다. 따라서 손상된 부위의 통증이 올라가거나 내려가
면서 마치 통증이 움직이는 것처럼 느껴져 신경통으로 혼동하기도 합니다.

　이제 내 몸에 통증이 생긴다면 어느 정도는 그 원인과 증상을 구분할 수 있으시
겠지요?

골밀도 올리기

나이가 드는 것도 서러운데 뼈까지 구멍이 숭숭 나고 약해진다면 마음까지 구멍이 숭숭 나고 서러워지겠지요? 세월이 흐를수록 자꾸만 약해지는 뼈! 어떻게 하면 튼튼하게 만들 수 있을까요? 방법이 없다고 낙심한 채 애꿎은 멸치만 씹고 계신가요? 아니면 약에만 의존하고 계신가요?

우리가 인생을 살면서 강한 시련을 겪으면 더 성장하고 강해지듯이 뼈도 시련을 겪고 나면 더 튼튼해집니다. 이게 무슨 소리냐고요?

뼈는 뼈에 체중이 실리는 '체중부하 운동'이라는 시련을 통해서 더욱 튼튼해지고 단단해집니다. 뼈에 무게가 실리는 운동, 예를 들어 팔굽혀펴기라든가 벽 밀기, 의자를 이용해 앉았다 일어나기, 오르막 걷기 등의 운동을 통해서 뼈에 스트레스를 가해주고 뼈를 외부 자극으로부터 점점 더 강해지게 만드는 방법이 바로 이 체중부하 운동입니다.

골밀도가 떨어졌을 때 혹은 예방 차원에서 이런 체중부하 운동을 꾸준히 하게 되면 뼈는 점점 강해져서 나중에는 웬만한 외부 충격으로는 끄떡도 하지 않을 정도로 튼튼해집니다. 진짜인지 아닌지 한번 실험해보실까요? 믿져야 본전이잖아요.

왜 근육이 필요한가

근육과 근력 이해하기

근력운동의 장점

유산소운동은 조금만 쉬어도 효과가 금세 떨어집니다. 예를 들어 회사일이 너무 바빠서 야근을 하느라고 늘 하던 트레드밀을 한 달만 쉰다 하더라도 심폐 지구력은 아마 반 토막이 나게 될 겁니다.

하지만 근력운동은 유산소운동에 비해서는 효과가 오래 지속되는 편입니다. 그렇기 때문에 한번 만들어진 근력은 아주 천천히 줄어듭니다. 2~3달 정도까지는 운동을 못했다 하더라도 근력은 10% 미만 정도밖에 감소하지 않는다니 참 다행이죠? 애써 근육을 만들 때는 정말 힘이 들고 포기하고 싶을 때도 많지요 그래도 일단 만들어놓고 나면 유지하는 것은 그렇게 힘들지 않으니 한번 도전해볼 만하지 않나요?

근육, 우리 몸의 엄친아

근육은 바로 우리 몸속의 엄친아입니다. 우리 몸속에서 여러 가지 일을 하고 그 외모만으로도 존재감을 팍팍 드러내며 건강까지 담당해주니, 이게 바로 엄친아 가 아니면 무엇이겠습니까?

우리가 생각하는 것 외에도 근육이 하는 일은 너무나도 많습니다. 예전에는 근 육이라고 하면 그저 보디빌더의 멋진 몸을 상상하며 탄력이나 건강미 같은 것을 생각했지만 이제 그런 시대는 갔다고 할 수 있습니다.

엄친아 근육이 하는 일은 도대체 뭐가 있을까요?

첫째, 근육은 뼈를 보호합니다.

둘째, 근육은 장기를 보호합니다.

셋째, 근육은 자세를 유지시켜줍니다.

넷째, 근육은 체온 조절을 도와줍니다.

다섯째, 근육은 당 조절을 도와줍니다.

안타깝게도 이렇게 중요한 근육이 우리가 40세가 넘어가면서부터는
몸에서 점점 빠져나가고 줄어들기 시작합니다.

여섯째, 근육은 호르몬 분비를 도와줍니다.

일곱째, 근육은 혈압 조절을 도와줍니다.

여덟째, 근육은 우리 몸의 균형 유지를 도와줍니다.

아홉째, 근육은 면역력을 올려줍니다.

열째, 근육은 소화와 배변, 호흡을 도와줍니다.

어떻습니까? 이 정도면 우리 몸속에서 근육이 하는 일은 거의 만능이라고 할
수 있겠지요? 그런데 안타깝게도 이렇게 중요한 근육이 우리가 40세가 넘어가면
서부터는 몸에서 점점 빠져나가고 줄어들기 시작합니다. 그러니 우리 몸은 자연
스레 그 기능이 떨어지고 이곳저곳 고장 나기 시작하는 것입니다.

우리가 단순히 나이가 든다고 아픈 것이 아닙니다. 모든 사람들이 나이가 들었
다고 다 아프지는 않습니다. 나이가 들면서 이렇게 많은 일을 하는 중요한 근육
이 점점 줄어들기 때문에 아프기 시작하는 겁니다. 그러니 이제부터라도 근육운
동을 열심히 하셔야겠죠?

근육과 근육의 끈끈한 관계

우리 몸의 근육들이 움직이는 데에는 한 가지 원리가 있습니다. 그것은 바로 근육과 근육 간의 길항작용입니다.

예를 들어 우리가 손으로 물건을 들어 올릴 때 팔을 안으로 구부리기 위해서는 상완이두근이 수축하면서 힘을 쓰게 됩니다. 이때 상완이두근 뒤쪽에 연결되어 있는 상완삼두근이 늘어나주어야만 상완이두근이 제대로 수축하며 팔을 구부릴 수 있습니다. 이것을 우리는 근육의 길항작용이라고 합니다. 우리 몸의 근육들은 이러한 길항작용을 통해 올바른 움직임을 만들어내고 운동 시 더 효율적인 칼로리 소비와 근육의 성장을 만들어냅니다. 그렇기 때문에 우리가 이런 근육 간의 길항작용을 잘 이해하고 운동에 활용한다면 운동 시간 대비 높은 효율을 얻을 수 있고, 동시에 더 효과적으로 칼로리를 소비할 수 있습니다.

하나 더 예를 들어 볼까요? 사람들이 허리가 아프면 누구 탓을 합니까? 약해진 허리 근육 탓을 하겠지요. 그렇다면 운동을 통해서 제대로 된 근육을 만들어 허리 통증을 잡으려면 온전히 허리 근육 운동만 열심히 하면 될까요? 절대로 그렇

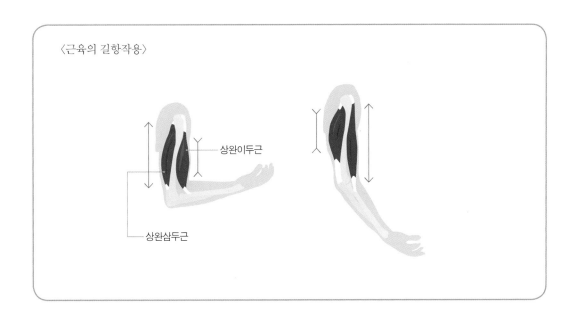

〈근육의 길항작용〉

상완이두근

상완삼두근

지 않습니다.

허리 통증이 있어서 운동을 열심히 했는데도 별 효과가 없어서 일찌감치 포기하셨던 분들은 특히 주목해주세요. 약해진 허리 근육이 필요로 하는 것은 바로 함께 튼튼해질 수 있는 주변 근육입니다. 허리 근육은 자기가 힘을 쓸 수 있도록 도와줄 주변 근육과 함께 성장할 때 그 기능이 배가됩니다. 그런데 우리는 애꿎은 허리 근육만 괴롭히며 통증이 나아지지 않는다고 불평합니다. 다시 말해 허리 통증을 잡으려면 허리 근육과 그 허리 근육을 잡아주고 당겨주는 역할을 하는 연결 근육들을 함께 단련해주어야만 한다는 것입니다.

그렇다면 허리와 연결된 근육은 무엇이 있을까요? 우선 한 가지만 이야기를 하자면 엉덩이 근육 중 중둔근이라는 근육이 있습니다. 중둔근은 골반과 엉덩이 사이에 자리 잡고 있는 그리 크지 않은 근육인데, 골반을 잡아주어 인체의 안정적인 보행을 돕고 허리 근육이 제대로 움직일 수 있도록 합니다. 또 중둔근은 허리 근육이 더 강하게 수축할 수 있도록 허리 근육을 잡아주는 역할을 하기 때문에 그 강도에 따라 허리 근육의 기능을 폭발적으로 증가시키기도 하고, 허벅지가 제대로 힘을 쓸 수 있도록 허리와 허벅지 사이에서 중간 역할을 담당하기도 합니다. 그래서 허리 기능이 떨어지고 통증이 생길 때에는 허리 근력 운동과 동시에 허리와 연결성이 큰 중둔근 운동을 함께 해주면 보다 효과적이고 신속하게 허리 기능을 끌어올릴 수 있다는 것이지요.

또 어깨는 어떤가요? 어깨의 움직임이 제한되고 극심한 통증이 나타나는 것은 단순히 어깨 관절만의 문제는 아닙니다. 어깨를 감싸고 있는 힘줄들의 움직임과 많은 연관성이 있는 승모근이나 전거근 같은 근육군에서 상호 불균형이 발생하고 견갑근의 안정적인 움직임이 이루어지지 않는다면 어깨의 기능은 다시 좋아지기가 힘들 것입니다. 어깨의 움직임에 제한이 생기고 통증이 나타날 때 견갑골의 기능을 올려주는 견갑골 안정화 운동을 하면 어깨 관절의 기능을 정상화시키는 데 크게 도움이 됩니다.

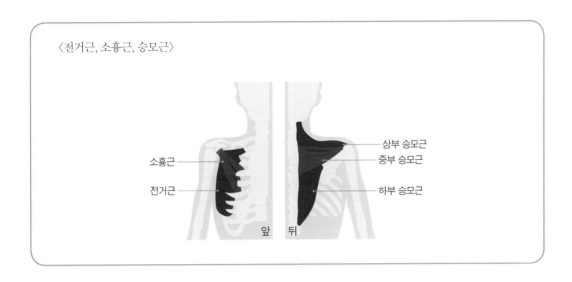

〈전거근, 소흉근, 승모근〉

소흉근

전거근

앞

뒤

상부 승모근
중부 승모근

하부 승모근

이처럼 근육 간의 연결성과 움직이는 원리를 알고 운동하면 효과가 100배라는 사실을 잘 기억하셨으면 좋겠습니다. 적을 알고 나를 알면 백전백승! 이제부터는 내 몸에 문제가 생긴다면 내가 단련해야 하는 근육과 연결된 근육들에도 주목해 보세요. 몸이 정말 빠르게 반응합니다.

운동은 양날의 칼?

횡문근 융해증

　건강에 필수적인 것이 운동이지만 너무 과하면 병이 됩니다. 사람들은 대개 나이가 들어도 항상 마음만은 청춘이지요. 젊은 시절 생각만 하고 무리해서 운동하다가는 큰일을 당할 수 있습니다.

　근육을 과도하게 사용하면 근육이 녹는 병인 횡문근(가로무늬근) 융해증이 올 수 있습니다. 이름이 좀 어렵지요? 말 그대로 그냥 근육이 융해, 즉 녹는 병입니다. 우리 몸속 횡문근은 과도한 운동으로 공급받는 영양소에 비해 하는 일이 많아지면 충분한 영양과 산소가 제대로 공급되지 못하여 무리가 생기게 됩니다. 이때 근육 속의 주요한 단백 효소들이 녹아 혈액 속으로 빠져나오게 됩니다. 이 단백 효소들은 칼륨, 미오글로빈, 크레아틴 키나아제라고 불리는, 근육에서 중요한 기능과 역할을 담당하는 효소들입니다. 이것들이 근육 속에만 있으면 아무 문제가 없습니다. 제 기능을 잘 수행하고 안전합니다.

건강에 필수적인 것이 운동이지만 너무 과하면 병이 됩니다.
사람들은 대개 나이가 들어도 항상 마음만은 청춘이지요.

무리한 운동으로 이 효소들이 녹아서 혈액 속으로 흘러들었을 때 문제가 생깁니다. 혈액을 타고 돌아다니면서 감기 몸살이나 부종, 구토, 각종 염증 등을 일으키거나 신장의 세뇨관으로 들어가 신장을 망가뜨릴 수 있습니다. 심지어 급성 신부전증을 일으켜 사람을 사망에까지 이르게 할 수도 있습니다.

체력보다 과한 운동을 하거나 너무 무리해서 일했을 때 소변이 커피색으로 나온다면 바로 이런 증상을 의심해볼 수 있습니다. 이럴 때는 즉시 운동을 멈춘 다음 병원에 가서 진찰받고 절대적인 안정과 휴식을 취해야 합니다.

운동은 우리의 건강을 지켜주는 도구이기도 하지만 잘못하면 우리의 건강을 해치기도 합니다. 이게 바로 운동의 양면성이겠지요? 운동, 잘 알고 내 몸에 맞게 해야 몸에 이롭게 작용할 수 있다는 사실, 꼭 기억하세요.

몸이 부었을 땐 물을 더 많이 마셔야 한다고요?

여성의 경우 호르몬의 영향 때문에 남성에 비해 부종이 쉽게 나타날 수 있습니다. 손과 발, 다리가 퉁퉁 부으면 옷이 안 맞고 몸이 쑤시고 저립니다. 몸이 붓는 것은 그 자체만으로도 정말 공포가 아닐 수 없습니다. 그런데 몸이 붓기 시작하면 사람들은 더 부을까봐 물을 안 마십니다. 코끼리 다리가 된 불쌍한 내 종아리의 부기를 빼겠다며 두드리고 꼬집기도 합니다. 그렇게 한다고 효과가 있을까요?

몸이 붓는 것은 지금 내 몸에 물이 부족하니 물을 더 달라는 우리 몸의 아우성입니다. 우리 몸은 언제든지 위험에 철저하게 대처합니다. 만약 몸속 수분 보유량이 기준치 이하로 떨어지게 되면 세포들은 이 심각한 물 부족 사태에 대비하기 위해서 몸속 수분을 자기 안으로 끌어당겨 저장해버립니다. 그러면 물을 잔뜩 머금은 세포로 인해 우리 몸은 퉁퉁 붓게 되겠지요.

자, 문제는 지금부터입니다. 그런 상황에서 우리는 재빨리 충분한 물을 공급해주어 세포들을 안정시켜야 합니다. 그런데 오히려 물을 더 안 마시고 버틴다면 이 심각한 몸속 가뭄에 일조하게 되는 셈입니다. 그러면 어떻게 될까요? 부종은 더 오래가고 내 팔과 다리는 계속 쑤시고 저리겠지요?

몸이 부었을 때는 충분한 물을 마셔서 겁을 먹고 물을 잔뜩 머금은 채 벌벌 떨고 있는 세포들을 재빨리 안정시켜주어야 합니다. 또한 근막을 이완시켜주는 스트레칭을 통해서 혈액순환을 도와 세포들이 물을 뱉어내도록 돕는 것도 한 가지 방법입니다.

2

내 몸의
만병통치약
'운동'

실전 건강 운동법

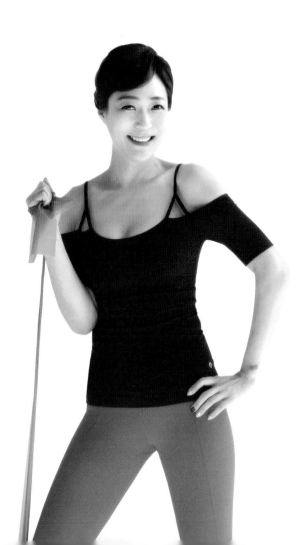

내 몸의 만병통치약

내 몸을 살리는 과학적 운동 14가지

여러분들은 운동이라고 하면 어떤 생각이 드세요? 시간도 없고 힘들지만 몸에 좋다니까 억지로 해야 하는 것? 뭐 이런 느낌이 거의 대부분일 것입니다.

운동은 쉽게 말해서 움직임입니다. 요즘 현대인들이 앓고 있는 질환의 거의 대부분이 이 움직임과 연관이 있다는 사실, 알고 계신가요?

자세한 설명에 앞서 먼저 식물과 동물의 차이점에 대해서 잠깐 생각해볼까요? 식물은 움직이면 죽습니다. 가만히 화분 속에서 잘 자라고 있는 식물을 자꾸 분갈이를 하고 움직이게 만들면 대부분 금세 시들어 죽어버릴 것입니다. 동물은 어떨까요? 동물을 상자 안에 가둬 놓고 밥만 주며 꼼짝도 못하게 한다면 어떤 끔찍한 일이 발생할지는 아마 다 아시겠지요? 여기에 바로 답이 있습니다. 식물과 동물의 차이점! 바로 움직임입니다.

동물은 움직임을 통해서 그 생명력을 유지하고 건강을 지킬 수 있습니다. 그런데 요즘 현대사회를 살아가는 우리는 어떻습니까? 우리는 모든 것을 앉아서 해결하고 심지어는 손가락 하나만 까딱해도 원하는 것이 해결되는 편리한 세상 속에서 살고 있지요. 또 먹을 것은 어찌 그리 풍요로운지, 어딜 가나 음식점과 술집이 널려 있지요.

이런 환경이 우리의 움직임을 더욱 부족하게 만들고, 음식은 불필요하게 더 많이 섭취하게 합니다. 이에 따라 현대인들은 현대병이라 불리는 대사증후군이나 비만으로 인한 여러 가지 증세에 시달리면서도 잘못된 생활 습관을 쉽게 깨지 못하고 있습니다. 쉬운 예로 당뇨병이 생기는 원인이 무엇입니까? 움직임이 적다 보니 당을 소비해주는 근육은 자꾸 줄어들고 내장지방은 점점 쌓이게 되니 문제가 생기게 되는 것이지요. 고지혈증이나 고혈압 같은 혈관 장애는 어떻습니까? 이것 또한 움직임이 부족해져 혈관 속 혈액순환은 정체되고 기름진 음식의 섭취는 점점 늘어나니 혈관에 기름때가 끼기 시작하면서 생기는 증상 아닐까요?

그렇다면 이런 악순환의 반복에서 벗어나려면 어떻게 해야 할까요? 올바른 움직임을 만들어내는 것! 바로 운동입니다. 운동은 시간을 만들어서 하는 것이 여러분들은 운동이라고 하면 어떤 생각이 드세요?

시간도 없고 힘들지만 억지로 해야 하는 것?

아닙니다. 운동은 힘든 것이 아닙니다. 그냥 우리 몸에서 꼭 필요한 소비를 적절하게 만들어내는 것이라고 하면 좋겠습니다.

제가 운동을 지도해드리는 회원들 중에서 이런 분들이 참 많습니다. 허리가 아파서 운동을 시작했는데 운동을 하다보니 당 수치도 낮아져서 6년간 꾸준히 먹던 당뇨약을 끊게 되었다며 좋아하시는 분. 어깨 통증 때문에 운동을 시작했는데 혈압이 정상 범위로 돌아왔다고 신기해하시는 분.

많은 분들이 운동의 이점을 경험하고 계시지만 그럼에도 불구하고 선뜻 다가서지 못하는 이유는 무엇일까요? 운동이 힘들고 편하지 않다고 생각해서가 아닐까요? 침을 맞거나 마사지를 받거나 하는 것은 물론 별로 어려울 것이 없고 편하지만 근 기능의 부재 같은 문제에서 발생하는 현대인의 이런 질병들은 힘들지만 운동을 통해서 회복하는 것이 가장 올바른 답이라고 저는 자신 있게 이야기하고 싶습니다.

병이 생기고 여기저기 아프기 시작하는 것은 우리 몸에서 근육이 빠져나가기 시작하기 때문이라는 것, 그리고 빠져나가는 근육들을 꼭 잡아놓을 수 있는 것은 바로 운동! 이 간단한 공식을 기억한다면 우리는 매일매일을 건강한 몸으로 웃을 수 있습니다.

지금부터 소개하는 14가지 운동을 잘 익혀 따라해보세요.

혹시 나도 목 디스크?

어깨 통증, 팔 저림을 없애는 목 디스크 운동

"선생님! 어깨가 정말 너무 너무 아파요!" 저희 바디스마일에 운동 치료를 받으러 오신 한 아주머니의 고통스러운 첫마디였습니다. 진짜 떨어져 나갈 듯이 아픈 이 어깨만 낫게 할 수 있다면 20년 걸려 장만한 집이라도 당장 팔 수 있다고 하시는 아주머니의 농담 아닌 농담에 웃으면서도 한참을 같이 고민했습니다. 얼마나 아프셨으면 저를 보자마자 울먹이기까지 하셨을까요? 정말 아픈 것은 아파본 사람만이 그 불편함과 고통을 알 수 있다고 하지요?

그래서 저는 그 아주머니의 어깨 통증과 어깨 관절 가동 범위를 테스트해보았습니다. 그런데 이게 웬일? 참 이상하게도 이 아주머니의 어깨에는 아무런 이상이 없는 것이었습니다. 어깨 관절의 움직임이 정상적이고 심지어는 무게를 들어 올리는 것까지도 아무런 이상이 없는 것이 아니겠어요?

그렇다면 이 아주머니의 문제는 도대체 무엇이었을까요? 어깨가 아니라 '목'이었습니다. 간혹 어깨 문제를 호소하시는 분들 중에는 목 디스크로 나타나는 어깨 통증이나 어깨 저림 현상을 어깨 문제로 오인하는 경우가 굉장히 많습니다. 그럴 수밖에 없는 것이, 어깨 문제로 생긴 어깨 통증과 목 때문에 생기는 어깨 통증이 거의 비슷하게 느껴지기 때문이지요.

목 디스크가 있는데 왜 어깨가 아플까요? 우리 몸(척추)에는 목부터 손끝까지 연결되는 신경 다발이 지나갑니다. 디스크로 인해서 이 신경이 눌리거나 차단되면 목과 연결된 어깨의 신경에까지 영향을 받게 되고, 이로 인해 어깨 저림이나 어깨 통증이 나타날 수 있기 때문입니다.

여기서 잠깐! 지금 이 책을 읽고 계신 분들 중에서도 어깨가 아프기는 한데 내 어깨의 통증이 목 디스크 때문에 생긴 것인지 아니면 정말 어깨의 문제 때문인지 궁금해진 분들 많으시죠? 그 통증의 원인을 구분하는 확실한 방법을 먼저 알려 드릴게요. 정말로 어깨가 문제인 경우에는 팔을 어깨 위로 올리면 올릴수록 통증 이 점점 심해집니다. 만일 팔을 들어 올리는 등 팔의 움직임과는 별로 상관이 없이 어깨의 통증이 지속된다면 이는 어깨 관절이 아닌 목의 문제일 가능성이 더

간혹 어깨 문제를 호소하시는 분들 중에는 목 디스크로 나타나는 어깨 통증이나 팔 저림 현상을 단순히 어깨 문제로 오인하는 경우가 굉장히 많습니다.

높은 것입니다. 그렇다면 누워 있을 때는 어떨까요? 누웠을 때 어깨에 통증이 심해진다면 그건 어깨 관절의 문제일 가능성이 더 높습니다. 하지만 누운 상태에서 통증이 덜해진다면 그건 목의 문제일 확률이 더 크다고 할 수 있는 것이지요. 누운 상태에서는 어깨 관절의 간격이 좁아져서 어깨의 신경을 압박하므로 어깨 환자는 통증이 더 심해집니다. 반면에 통증의 원인이 목(경추)의 문제인 환자는 누운 상태에서는 경추의 간격이 넓어지면서 눌린 신경이 펴지므로 통증이 어느 정도 줄어듭니다.

그러면 우리 목의 구조를 한번 알아볼까요? 우리 목에는 목뼈를 지탱해주는 중요한 근육들이 있는데, 우리가 목을 건강하게 지키기 위해서는 여러 가지 중요한 목 근육들 중에서도 특히 한 가지 근육을 꼭 기억해야 합니다.

그 근육은 바로 우리 목의 핵심 근육인 경장근입니다. 경장근은 목뼈인 경추 앞쪽 기도와 식도 안쪽에 있는 근육으로, 경추를 따라 길게 뻗어 있어 목의 위치를 잡아주는 기둥 역할을 하는 근육이지요. 이 기둥 근육이 약해지면 어떻게 될까요? 당연히 목이 제대로 힘을 받지 못하고 앞뒤로 휘어져 디스크에 노출될 확률이 높아지겠지요? 근육은 뼈에 붙어서 뼈가 제 위치를 잘 유지할 수 있도록 잡아주고 당겨주는 중요한 역할을 합니다. 그런데 그런 근육이 약해지거나 긴장해서 뭉치게 되면 뼈를 잘 잡아주지 못하기 때문에 뼈가 제 위치를 이탈해 비뚤어질 수 있고, 이렇게 비뚤어진 뼈는 신경 전달을 방해하기 때문에 저림 현상이나 통증을 가져올 수 있습니다. 즉, 목 디스크와 그로 인한 통증들의 원인은 목을 지탱하고 있는 근육과 밀접한 관계가 있다는 사실을 꼭 기억하시기를 바랍니다.

자, 그러면 내가 어떤 이유로 어깨가 아프게 된 것인지 이젠 구분할 수 있으시겠지요? 그렇다면 지금부터 경추를 보호하고 지켜주는 든든한 기둥 근육인 경장근과 주변 근육들을 튼튼하게 만들어줄 수 있는 쉽고 간단한 운동으로 우리 목의 기둥을 바로 세워볼까요?

목 디스크 운동	침대 헤드 업	
	12~15회	3세트

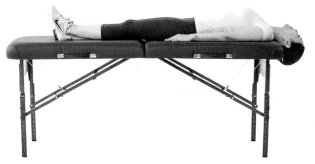

1 침대 밖으로 머리가 살짝 나오게
한 상태로 반듯하게 누워줍니다.

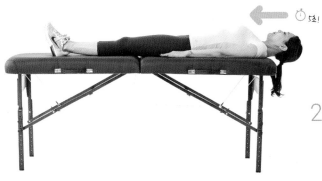

⏱ 5초!

2 숨을 내쉼과 동시에
턱을 목 쪽으로 당기는 느낌으로
고개를 살짝 들어줍니다.
5초간 버팁니다.

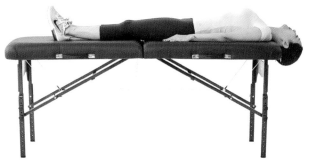

3 다시 처음의 자세로 돌아갑니다.
한 번에 12-15회씩 3세트를
반복합니다.

목 디스크 운동	엎드려 턱 당기고 상체 올리기	
	15회	3세트

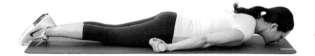

1 양손에 덤벨을 잡고 양발은 가지런히
모은 후 바닥에 턱을 대고 엎드립니다.

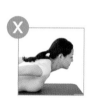

⏱3초!

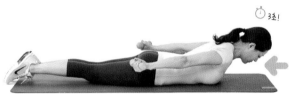

2 숨을 내쉼과 동시에 가슴을 내밀며
상체를 최대한 높이 들어 올립니다.
이때 양손의 덤벨을 엉덩이 높이보다
높게 들어 올리고 시선은 멀리 앞 쪽을
바라보되 턱은 목 쪽으로 끌어 당겨줍
니다. 턱을 들지 마세요.
3초간 버팁니다.

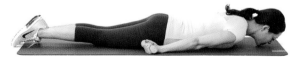

3 다시 처음의 자세로 돌아갑니다.
한 번에 15회씩 3세트를 반복합니다.

목 디스크 운동	이마 밀기	
	12회	3세트

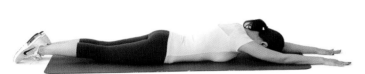
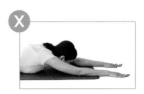

1 바닥에 이마를 대고 양 팔을
머리 위로 올려 귀 옆에
가까이 붙인 채 엎드립니다.
턱이 아니라 이마를 대야 합니다.

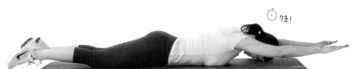

2 숨을 내쉼과 동시에 손을 최대한
높이 들어 올려줍니다. 이때 손바
닥이 바닥을 향하도록 하고 팔꿈
치는 구부리지 않습니다. 7초간
버텨줍니다.

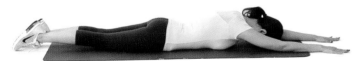

3 다시 처음의 자세로 돌아갑니다.
한 번에 12회씩 3세트를 반복합니다.

뻐근한 어깨, 무작정 돌리지 마세요

오십견, 회전근개 파열에 좋은 운동

◖◗

의류 회사에서 일하는 만순 씨는 매일 오랜 시간 앉아서 근무하는 탓인지 어깨며 목이 항상 뻐근하고 아팠습니다. 그러던 어느 날 평소보다도 몸이 더 무겁고 찌뿌둥하여 잠시 하던 일을 멈추고 기지개를 켜던 만순 씨는 순간 "으악!" 하고 비명을 질렀습니다. 갑자기 어깨가 찢어지는 듯한 극심한 통증 때문에 팔을 더 이상 움직일 수가 없었고 숨은 턱 막히는 데다가 등에서는 식은땀까지 나기 시작했습니다. 게다가 종아리 근육까지 뻣뻣해지는 게 아니겠어요? 아니, 이게 도대체 무슨 일일까요?

알고보니 만순 씨는 직업 특성상 컴퓨터와 스마트폰을 자주 사용하기 때문에 목과 어깨를 혹사해왔습니다. 그런데 평소에 하는 운동이라고는 숨쉬기가 전부였습니다. 이제 막 30대에 접어든 젊은 나이인데 과거에는 주로 중·장년층 이상에게 많이 발생하여 퇴행성 질환으로 여겨지던 오십견이 만순 씨에게는 일찍 나

비슷한 어깨 질환으로는 회전근개 파열이 있습니다.

회전근개 파열은 오십견과 통증이 비슷해 자칫 그 증상이 헷갈릴 수 있습니다.

타나게 된 것이었습니다. 30대에 오십견이라니!

　여러분들은 오십견이 무엇인지 많이 들어보셨지요? 사실 이 질환의 정식 명칭은 유착성 관절낭염 또는 동결견(frozen shoulder)이라고 합니다. 오십견은 노화나 운동 부족 등으로 어깨 관절을 감싸고 잡아주던 힘줄이 점점 약해지면서 발생합니다. 힘줄의 약화로 인해 관절이 움직일 때 외부의 충격을 제대로 흡수해주지 못하면 관절 주머니에 염증이나 손상이 생겨 관절의 움직임이 급격히 줄어드는 것입니다. 그러면 어깨 관절은 더 이상의 손상을 막기 위해 스스로를 굳어지게 만들어 관절의 가동 범위를 급격히 줄여버립니다. 따라서 어깨가 얼음처럼 굳어져서 통증은 물론이고 팔을 들어 올릴 수도 없게 되는 것이지요. 통증의 정도가 점점 심해지면 머리 손질이나 옷을 갈아입는 간단한 일상생활조차도 불편해집니다.

　비슷한 어깨 질환으로는 회전근개 파열이 있습니다. 회전근개 파열은 오십견과 통증이 비슷해 자칫 그 증상이 헷갈릴 수 있습니다. 회전근개 파열은 회전근개라고 하는 어깨 관절을 감싸고 있는 네 개의 힘줄(근육) 중 한 가지의 힘줄이 손상된 것을 말합니다. 이 네 개의 힘줄은 어깨의 회전 운동 및 안정성을 유지해 주는 중요한 역할을 하는데, 과도하게 어깨를 사용하거나 부상으로 어느 하나가 손상되면 그 손상된 힘줄이 일을 하는 특정 부위에서 힘이 쓰이게 될 경우 극심한 통증을 느끼게 된다는 것이 오십견과는 다른 특징입니다.

다시 이야기하면 오십견과 회전근개 파열의 차이는 오십견은 어깨 관절이 통째로 굳어버려 관절의 움직임 범위가 급격히 줄어들어 팔을 아예 움직일 수조차 없는 것이고, 회전근개 파열은 어깨가 불편하기는 해도 팔을 들어 올리거나 돌릴 수는 있으나 손상된 힘줄이 일을 하는 어느 특정 부위에서 찢어지는 듯한 극심한 통증을 느낀다는 것입니다.

여기서 한 가지 더! 어깨는 상체 근육의 한쪽 힘으로 움직이지만 동시에 반대쪽의 하체 근육들이 밑에서 받쳐주고 힘을 써주어야만 안정적으로 움직일 수 있습니다. 어깨 뒷면과 연결된 하체 근육들은 골반뼈와 엉덩이뼈가 연결되는 관절 부위를 중심으로 반대쪽 골반과 하체 근육들이 땅에 버틸 수 있는 힘을 발생시키게 됩니다. 그러므로 만약 왼쪽 어깨에 오십견이 발생했다면 오른쪽 종아리 가운

오십견을 예방, 치료하기 위해서는 아픈 쪽 어깨 운동을 할 때
반대쪽 종아리 가운데 부분을 마사지와 스트레칭으로
잘 풀어주면 더 효과가 좋습니다.

데 부분 근육에 통증이 나타날 확률이 높습니다. 그래서 오십견을 예방, 치료하기 위해서는 아픈 쪽 어깨 운동을 할 때 반대쪽 종아리 가운데 부분을 마사지와 스트레칭으로 잘 풀어주면 더 효과가 좋습니다.

한번은 이런 적이 있었습니다. 저희 바디스마일 회원 중에 한 분이 오십견으로 인한 어깨 통증이 너무 심해서 운동 치료를 시작하셨는데, 제가 위에서 설명한 원리로 아픈 어깨 반대쪽 종아리 운동을 시켰습니다. 그러자 그분이 바쁜 시간 쪼개서 운동하러 왔더니 쓸데없는 운동을 시킨다고 무턱대고 화를 내시는 게 아니겠어요? 차근차근 이유를 설명해드려도 들을 생각조차 하지 않았습니다. 막상 종아리가 아프다고 하면서도 그것은 어깨와는 상관없고 며칠 전 등산을 다녀온 탓이라고 했습니다. 그런 안타까운 경우도 있었습니다.

우리 몸은 모두 연결되어 있습니다. 그 연결된 각각의 부위들은 서로 올바른 대칭으로 무게 중심을 이루고 있으며 그 중심을 통해 몸이 바로 서고 제 기능을 할 수 있는 것입니다. 그리고 그 속의 근육과 장기, 각각의 뼈들도 모두 제 위치와 역할이 있습니다. 어느 한 곳이라도 틀어지게 되면 연결된 다른 부위에까지 영향을

미쳐 그곳에도 이상이 생길 수 있습니다. 마치 도미노처럼 말이지요. 한쪽 어깨가 굳어 잘 사용하지 못하면 우리 몸의 무게 중심이 틀어지게 되고, 그로 인해 대칭이 되는 반대쪽 하체에 통증이 생기게 되는 것은 당연한 이치인 것입니다. 그런 면에서 볼 때 우리 몸은 어느 곳 하나 소중하지 않은 곳이 없습니다. 작은 부위의 통증이 내 몸의 균형을 무너뜨리고 건강을 해칠 수 있다는 사실을 꼭 기억해야 합니다.

그러면 이제부터 작지만 내 몸의 커다란 중심이 될 수 있는 소중한 어깨를 지키는 어깨 관절 운동법을 한번 배워볼까요?

어깨 운동	덤벨 비틀기	
	12~15회	3세트

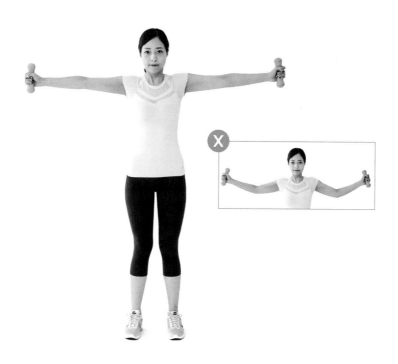

1 양손에 덤벨을 잡고 두 발은 어깨너비로 벌려주고
정면을 보고 섭니다.
덤벨을 잡은 양손을 손바닥이 정면을 향하도록
하여 어깨 높이까지 올려줍니다. 팔꿈치는 구부리
지 마세요.

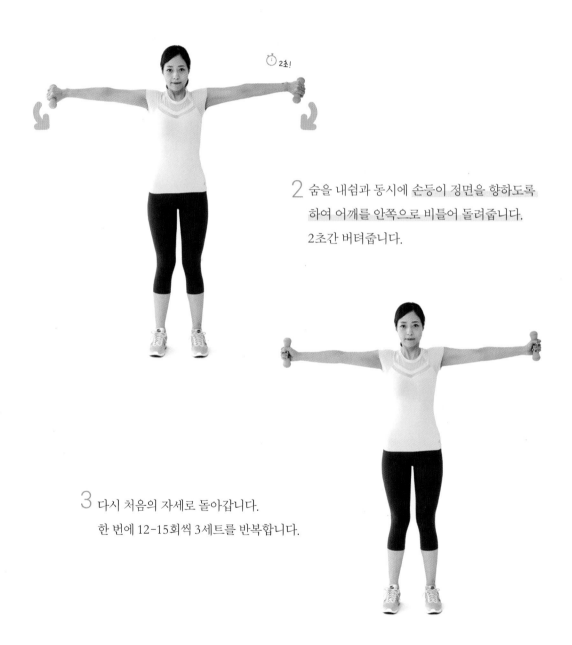

2초!

2 숨을 내쉼과 동시에 손등이 정면을 향하도록
하여 어깨를 안쪽으로 비틀어 돌려줍니다.
2초간 버텨줍니다.

3 다시 처음의 자세로 돌아갑니다.
한 번에 12-15회씩 3세트를 반복합니다.

어깨 운동	옆으로 누워 덤벨 수직 들기	
	15회	3세트

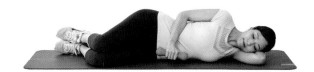

1 옆으로 편하게 누운 상태에서 가슴은 펴고 양 무릎은 모아서 직각으로 구부려줍니다. 바닥 쪽에 있는 팔은 접어서 목을 받쳐주고 위쪽의 팔은 직각을 유지하며 덤벨을 잡아줍니다.

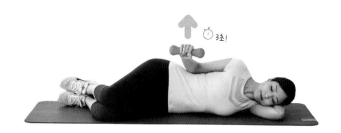

2 숨을 내쉼과 동시에 팔꿈치로 옆구리를 눌러주는 느낌으로 덤벨을 들어 올립니다. 이때 손바닥의 방향이 바닥을 향하도록 하고 손목이 꺾이지 않도록 주의합니다. 끝까지 들어 올린 상태에서 3초간 버텨준 뒤 다시 처음의 자세로 돌아옵니다.

3 한 번에 양쪽 15회씩 3세트를 반복합니다.

어깨 운동	누워서 덤벨 ㄱ ㄴ 운동	
	15회	3세트

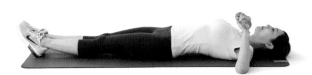

1 천장을 보고 누운 상태에서 한 손으로는 덤벨을
  잡고 한 손은 편안하게 차렷 자세를 합니다.
  덤벨을 잡은 쪽 팔을 어깨높이까지 올려준 뒤
  직각으로 구부려줍니다. 팔꿈치는 어깨높이에
  맞춰주세요.

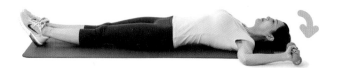

2 직각으로 구부린 팔을 손등이 바닥에 닿을 때까지
  머리 쪽 방향으로 천천히 내려줍니다. 이때 어깨가
  바닥에서 떨어지지 않도록 하고 손목도 꺾이지 않도
  록 주의합니다. 턱은 당기고 가슴은 꼿꼿하게 펴준
  상태에서 숨을 내쉬면서 덤벨을 바닥으로부터 다시
  들어 올립니다.

3 한 번에 양쪽 15회씩 3세트를 반복합니다.

애플힙은 어떻게 만드나요?

멋진 애플힙 만드는 힙업 운동

요즘 '건강함과 섹시함의 상징' 하면 뭐가 떠오르나요? 바로 애플힙이죠! 위로 찰싹 달라 붙어서 봉긋 솟은 모양의 애플힙은 탄력 있고 예쁘기까지 하니 우리들의 희망사항이 아닐 수 없습니다. 여러분들도 애플힙을 만들려고 노력해본 적이 있으신가요? 애플힙까지는 아니더라도 조금이라도 탄력 있는 엉덩이를 만들어보려고 열심히 운동했던 기억이 아마 한 번쯤은 있으실 겁니다.

그런데 운동과는 상관없이 원래부터 톡 튀어나온 엉덩이를 가진 사람들이 있습니다. 그런 체형을 우리는 흔히 오리 궁둥이라고 이야기합니다. 이런 오리 궁둥이는 겉보기에는 애플힙과 비슷할지 몰라도 사실 선천적이거나 또는 잘못된 자세에 기인한 체형의 변화라고 볼 수 있습니다. 이런 오리 궁둥이는 골반의 전방 경사가 만들어낸 현상이라고 이야기할 수 있는 것이지요.

골반은 우리 몸의 가운데에서 위로는 척추를 받쳐주고 아래로는 대퇴골과 연결되어서 상체와 하체의 균형을 유지하고 외부 충격으로부터 내부 장기들을 보호하는 중요한 부위입니다. 그렇다보니 골반을 잡아주고 있는 골반 주변 근육들은 다른 부위의 근육들에 비해 굉장히 질기고 밀도도 높습니다. 그래서 골반 주변 근육은 자세가 바뀔 때마다 수축하거나 틀어지기도 쉬운 것이 큰 단점이라고 할 수 있습니다.

사실 골반 통증을 호소하거나 골반의 틀어짐으로 인해 생기는 연결 근육들의 통증 때문에 고통을 겪고 있는 분들이 제 주변에도 굉장히 많이 있습니다. 하루는 어떤 분이 운동 치료를 위해서 바디스마일에 찾아오셨는데 허리가 너무 아파서 도저히 아무것도 할 수가 없다는 것이었습니다. 병원에서는 디스크도 아니고 아무 증상도 아니라는데, 정작 본인은 허리가 너무 아파서 일상생활은커녕 누워 있기도 힘들다며 괴로워했습니다.

골반의 기울기를 검사해본 결과 그분은 골반이 후방으로 기울어진 후방 경사가 심했습니다. 그로 인해 골반을 잡아주는, 좌우 양쪽에 세로로 뻗어 있는 근육인 장요근의 수축이 심하고 허리를 뚜껑처럼 덮고 있는 척추기립근과 허벅지 뒤

쪽을 보호하는 햄스트링이 많이 약화된 상태라는 것을 알 수 있었습니다. 흔히 이렇게 골반이 뒤로 기울어진 상태에서는 꼬리뼈가 안쪽으로 말려 들어가게 되면서 엉덩이가 평평하게 일자가 되고 발바닥의 움푹 패인 족궁이 무너져 발 모양이 외반족, 즉 평발이 되기 쉽습니다. 그렇게 되면 허리 통증뿐만 아니라 허벅지 뒤쪽의 햄스트링과 발바닥의 통증까지도 심해져서 걷거나 움직이는 데 지장이 생기게 됩니다. 이것이 바로 골반 후방 경사를 가진 사람들의 특징입니다.

그렇다면 골반의 전방 경사는 어떨까요? 앞서 우리가 이야기했던 오리 궁둥이가 골반 전방 경사의 대표적인 예입니다. 물론 모든 오리 궁둥이 체형이 모두 골반의 전방 경사라고 볼 수는 없지만 대체적으로 골반이 앞으로 기울어지게 되면 허리의 척추기립근이 지나치게 수축하거나 긴장하게 되고, 반대로 복부 근육은 늘어나면서 약해지기 때문에 배가 나오기 쉬운 체형이 됩니다. 또한 복부와 연결된 허벅지 안쪽 근육과 골반 안쪽 근육도 따라서 약화되니 무릎 통증과 허리 통증이 자주 생기게 되는 것은 당연지사겠지요. 오리 궁둥이의 슬픔은 참 다양합니다.

지금까지 특별히 내가 허리를 다친 적도 없고 디스크나 협착증도 아니라는데

〈골반 전방경사와 후방경사〉

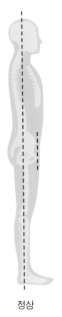
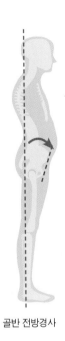
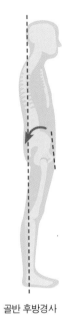

정상   골반 전방경사   골반 후방경사

〈장요근〉

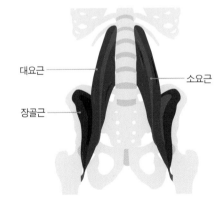

대요근 ——————   ————— 소요근

장골근 —————

지금까지 특별히 내가 허리를 다친 적도 없고 디스크나 협착증도 아니라는데

이상하게 허리 통증이 자주 생기고 무릎이나 발이 아프다?

이상하게 허리 통증이 자주 생기고 무릎이나 발이 아프다 하시는 분들은 골반의 틀어짐이나 경사도를 한번 의심해보시기 바랍니다. 우리 몸의 중심에서 상체와 하체의 조화로운 균형을 만들어내고 외부 충격을 흡수해주는 골반이 주변 근육의 약화로 틀어지게 되면 움직임에서 발생하는 충격을 제대로 흡수하지 못하고 상체와 하체의 연결 균형이 깨지게 됩니다. 그렇게 되면 우리 몸 이곳저곳에서 서서히 통증이 나타나기 시작하는 겁니다.

그러면 틀어진 골반을 바로잡을 수 있는 운동법은 어떤 것들이 있는지 한번 알아볼까요?

애플힙과 오리궁둥이	마름모 스트레칭
	10~15회

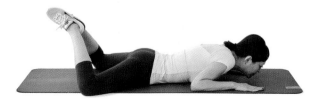

1 바닥에 엎드린 상태에서 양손바닥은 자연스럽게 양쪽
어깨 앞에 짚어줍니다. 무릎과 무릎 사이를 어깨너비
보다 넓게 벌려준 다음 무릎을 구부려 양발바닥을
마주 대어줍니다.

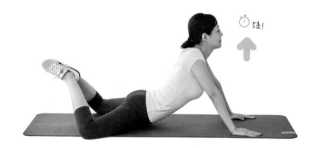

2 그 상태에서 숨을 내쉬면서 팔을 펴줌과 동시에 상체를
밀어 올립니다. 이때 시선은 천장을 향하고 골반이 바닥에
서 떨어지지 않도록 주의합니다. 양 손은 가슴 옆이 아니라
어깨 앞으로 짚어주세요.
5초 정도 스트레칭해준 뒤 다시 처음의 자세로 돌아옵니다.

3 한 번에 10~15회 정도 반복합니다.

애플힙과 오리궁둥이	소프트볼 수파인 힙업	
	15회	3세트

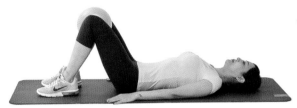

1 무릎 사이에 소프트볼을 끼우고 무릎을
구부린 상태로 천장을 보고 눕습니다.
양손은 차렷 자세로 편안하게 유지하고
가슴은 펴고 턱은 당겨줍니다.

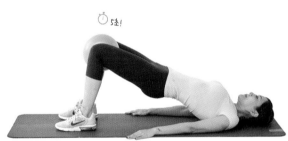

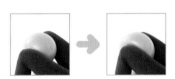

2 숨을 내쉬면서 골반을 높이 들어 올림
과 동시에 무릎 사이의 볼을 세게 조여
줍니다. 5초간 버텨줍니다.

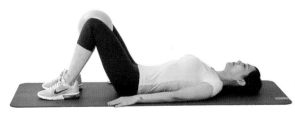

3 다시 처음의 자세로 돌아옵니다.
한 번에 15회씩 3세트 반복합니다.

애플힙과 오리궁둥이	루프밴드 수파인 힙업	
	15회	3세트

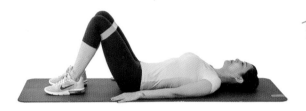

1 무릎 위에 루프밴드를 끼우고 무릎을 구부린 상태로 천장을 보고 눕습니다. 양손은 차렷 자세로 편안하게 유지하고 가슴은 펴고 턱은 당겨줍니다.

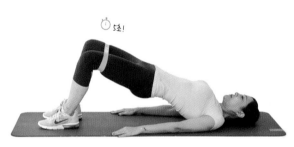

⏱ 5초!

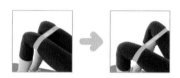

2 숨을 내쉬면서 골반을 높이 들어 올림과 동시에 무릎 사이의 밴드를 어깨너비보다 넓게 벌려줍니다. 5초간 버텨줍니다.

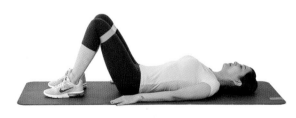

3 다시 처음의 자세로 돌아옵니다. 한 번에 15회씩 3세트 반복합니다.

부끄러운 요실금을 막아주세요

요실금, 변실금을 막아주는 골반 운동

저는 하루에도 몇 차례씩 회원들과 그분들의 몸 상태에 대한 상담을 합니다. 여러 회원들과 상담을 하다보면 몸에 대한 각종 고민거리를 많이 듣게 됩니다. 복부 비만, 무릎 관절염, 디스크, 틀어진 골반, 손목과 팔꿈치 통증, 코끼리 다리 등등 그 고민의 원인이 참 다양합니다.

하루는 50대 초반으로 보이는 한 중년 여성분이 상담을 신청하셔서 이야기를 나누게 되었습니다. "안녕하세요? 무슨 문제가 있으세요?" 하고 물었는데 왠지 우물쭈물하며 말문을 잘 열지 못하시는 것이었습니다. 평소에 지나가면서 몇 번 뵈었을 때는 성격이 밝으신 분 같았는데, 그날은 표정이 어둡고 어쩐지 우울해 보이기까지 했습니다. 저는 일단 차를 한잔 드리면서 잠시 기다렸습니다. 그러자 그분이 어렵게 말씀을 꺼내시기를 "원장님, 제가 사실은 요실금이 심해져서 병원에서 운동을 하라는데, 무슨 운동을 어떻게 해야 할지 잘 모르겠어요." "아, 그러세요? 그러면 회원님" 하고 말을 이으려는데 그분이 "저, 그리고… 아휴, 이걸 어떻게 이야기하나… 가끔 변도 새고 그래서… 참…." 저는 살짝 당황했지만 그분이 민망해하실까봐 최대한 자연스럽게 아무렇지도 않은 듯이 미소를 지으며 이야기했습니다. "아휴, 그거 별거 아닌데 뭘 그러세요? 그냥 편하게 말씀하시죠." 그러자 그분이 "그런 걸 어떻게 편하게 말해요. 원장님, 생활하기도 정말 불편하고 너무 창피한 문제죠." 하며 쑥스러워하시는 것이었습니다.

그렇습니다. 우리가 잘 알고 있는 요실금이나 변이 새는 변실금으로 민망한 일을 겪으시거나 생활 속의 불편함으로 말 못할 고충을 겪고 계신 분들이 요즘 정말 많습니다. 성인 기저귀 시장의 성장률이 매년 높아지고 있는 것만 보아도 이 문제가 얼마나 심각한지를 알 수 있을 정도니까요.

그러면 요실금은 도대체 왜 생길까요? 우리 몸속 골반 안쪽에는 배뇨를 담당하는 방광과 배변을 담당하는 직장이 있고, 여성은 자궁과 난소를 가지고 있습니다. 그런데 사람이 직립 보행을 하더라도 소변이나 대변이 새지 않고 골반 내 장기들이 밑으로 빠지지 않는 것은 바로 여러 종류의 근육과 인대들이 골반 바닥을 탄력

우리가 잘 알고 있는 요실금이나 변이 새는 변실금으로
민망한 일을 겪으시거나 생활 속의 불편함으로
말 못할 고충을 겪고 계신 분들이 요즘 정말 많습니다.

있게 지지해주고 있기 때문입니다.

그 근육들을 우리는 골반기저근이라고 부르는데, 이 지지대 역할을 하는 근육에 장애가 일어나면 요실금과 변실금 같은 증상이 생길 수 있습니다. 심한 경우에는 골반 내 장기가 몸 밖으로 빠져나가는 '골반 장기 탈출증'까지도 발생할 수 있습니다.

골반 장기 탈출증은 방광이나 직장, 자궁 등이 밑으로 빠져나가는, 생각만 해도 끔찍한 병입니다. 이 병은 골반기저근이 약해져 제 역할을 하지 못할 때 발생합니다. 골반기저근의 역할을 쉬운 예로 하나 들어보면 평소 우리가 기침을 할 때 복압이 올라가면서 아랫배와 골반 바닥에 힘이 들어가는 것이 느껴지는 것은 순간 항문 조임근을 비롯한 골반기저근이 반사적으로 수축하기 때문입니다. 골반기저근이 무슨 역할을 하는지 이해가 조금 쉬워지셨나요?

사실 방광을 비롯해 직장, 자궁 등 골반 속 장기가 탈출하는 증상은 출산 경험이 있는 중장년층 여성층에게 많이 발생하는 것으로 알려져 있지만 남성들에게도 방광이 직장 방향으로 처진다거나 항문으로 빠지는 탈장 증세 등이 나타날 수 있습니다. 이런 현상들은 대개 골반 속 장기를 받쳐주는 힘, 즉 골반 근육이 약해질 때 나타납니다. 특히 장시간 앉아서 일하거나 운동이 부족한 사람, 비만한 사람, 음주나 흡연 등을 하는 사람에게서 흔히 나타날 수 있습니다.

요즘에는 20대, 30대의 젊은 분들이 이런 문제들을 가지고 많이 찾아오십니다. 현대사회가 얼마나 심각한 운동 부족으로 치닫고 있는가를 여실히 보여주는 예라고 할 수 있습니다.

골반 근육의 역할은 정말 중요합니다. 골반은 우리 몸의 중앙에 위치하고 있습니다. 위로는 척추·목·어깨·얼굴로 이어지고, 아래로는 다리·무릎·발목까지 이어져 있습니다. 따라서 골반 근육이 약해지게 되면 골반이 쉽게 틀어져 몸의 균형이 완전히 무너지고 원인 모를 허리 통증이나 무릎 통증, 또는 발바닥 통증까지 나타날 수 있습니다. 그리고 하체 혈액순환의 장애로 부종이 생기거나 여성의 경우 생리통이 심해질 수도 있지요.

또한 골반은 여성에게는 직장, 방광뿐만 아니라 출산과 관련하여 자궁을 감싸고 보호해주는 중요한 역할을 하는 곳이기 때문에 특히 여성은 운동을 통해 골반 요즘에는 20대, 30대의 젊은 분들이 이런 문제들을 가지고 많이 찾아 오십니다. 현대사회가 얼마나 심각한 운동 부족으로 치닫고 있는가를 여실히 보여주는 예라고 할 수 있습니다.

과 연결된 복부 근육과 엉덩이, 허벅지 근육 등을 골고루 발달시켜 몸의 전체적인 균형을 잘 잡아주어야 합니다. 그래야 우리 몸의 가장 핵심이 되는 골반 근육이 그런 연결 근육들의 도움을 받아 쉽게 안정감을 유지하고 제 기능을 더 잘할 수 있습니다. 우리 몸의 중심에서 받쳐주고 조여주고! 골반 근육은 반드시 운동을 통해 강화시켜주어야 한다는 사실을 꼭 기억하시면 좋겠습니다.

그렇다면 우리 몸의 가장 가운데에서 이렇게 많은 역할을 하는 중요한 골반 근육을 튼튼하게 만들어주려면 어떻게 해야 할까요? 지금부터 여러 가지 중요한 골반 근육들 중에서도 골반기저근을 강화시킬 수 있는 핵심적인 운동 방법을 알려드리겠습니다.

요실금 운동	까치발 스쿼트	
	15회	3세트

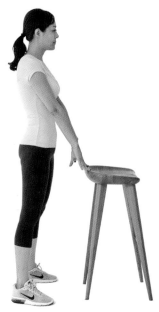

1 의자를 앞에 놓고 양발은 어깨너비의 두 배로 벌린 다음
손끝으로 가볍게 의자를 잡고 시선은 정면을 바라보고 섭니다.

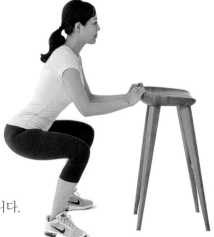

2 엉덩이를 뒤로 빼며 무릎이 직각이 되도록 앉아줍니다.

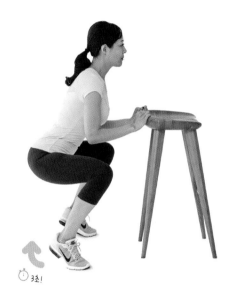

3초!

3 허리와 가슴을 똑바로 편 상태에서 뒤꿈치를 들고 3초간 버텨줍니다.
숨을 내쉼과 동시에 허리의 긴장감을 그대로 유지하면서
천천히 일어납니다. 한 번에 15회씩 3세트 반복합니다.

요실금 운동	중둔근 루프밴드 운동	
	15회	3세트

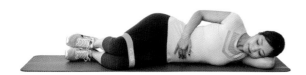

1 무릎에 루프밴드를 끼우고 옆으로 눕습니다. 양 무릎은
직각으로 구부려주고 허리와 가슴은 바르게 편 자세를
유지합니다.

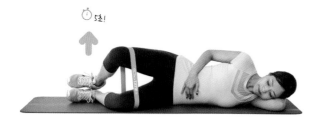

2 발뒤꿈치는 딱 붙이고 골반은 앞으로 밀어주는 느낌을
유지하면서 위쪽의 무릎을 들어올려 밴드를 벌려줍니다.
5초간 버텨줍니다.

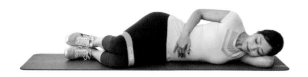

3 다시 처음의 자세로 돌아옵니다.
양쪽 모두 15회씩 3세트 반복합니다.

요실금 운동	깍지 끼고 서서 케겔 운동
	30회

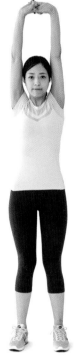

1 다리를 어깨너비로 벌리고 정면을 보고 서서 양손은 머리 위로 깍지를 껴줍니다. 가슴은 내밀고 엉덩이는 살짝 뒤로 빼며 턱은 끌어당겨줍니다. 그 자세에서 항문 주변 근육을 배꼽까지 끌어당겨줍니다.

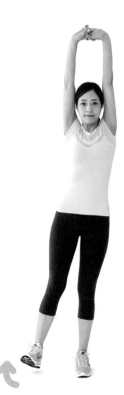

2 숨을 편하게 들이마시고 내쉼과 동시에 왼쪽 다리와 오른쪽 다리를 번갈아 들어줍니다. 이때 발끝을 몸통 쪽으로 끌어당긴 상태에서 다리를 들어주는 것이 좋습니다.

3 한 번에 30회 이상씩 자주 반복해줍니다.

지긋지긋한 허리통증, 어떻게 하나요?

디스크 예방과 통증에 효과적인 허리 운동

저는 요즘 지하철을 즐겨 탑니다. 아무래도 서울 시내에서는 차가 너무 막히다 보니 약속 시간을 지키려면 지하철만큼 편리하고 좋은 교통수단이 없기 때문입니다. 지하철을 타고 가다보면 참 다양한 사람들을 많이 만나게 되는데, 그게 참 재미있습니다. 멋쟁이 할아버지, 수다쟁이 아주머니들, 새침해 보이는 아가씨, 일에 지쳐 세상 모르고 졸고 있는 직장인, 교복을 입고 삼선 슬리퍼를 끌고 나온 학생 그리고 수염이 덥수룩해 조금은 무서워 보이는 아저씨도 있습니다.

제 직업 때문일까요? 사람들의 자세를 유심히 살펴보게 됩니다. 그런데 대부분 허리의 C커브가 깨져 있습니다. 허리의 C커브가 뭐냐고요? 바로 우리 몸의 중심을 만들어내고 우리가 두 발로 설 수 있는 힘을 만들어주는 척추의 중요한 커브입니다. 이 중요한 커브가 무엇인지 알아보기 위해 우선 우리 척추 뼈의 생김새부터 좀 살펴보도록 할까요?

그런데 제 직업 때문일까요? 그들의 자세를 유심히 살펴보게 되는데 대부분 허리의 C커브가 깨져 있습니다.

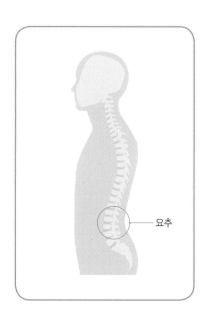

요추

옆의 그림이 바로 우리 몸의 기둥이 되는 뼈, 바로 척추입니다. 척추 중에서도 특히 허리 부분을 구성하고 있는 요추는 그림과 같이 살짝 휘어진 C자 모양으로 생겼습니다(빨간 원 부분). 그래서 C커브라고 하지요. 척추 뼈 중에서도 요추는 5개의 조각으로 이루어져 있고 우리가 걸을 때마다 지면으로부터 올라오는 충격을 원만히 흡수해주면서 그때그때 앞뒤로 휘어지며 몸이 제 힘을 쓸 수 있게 해줍니다.

그런데 문제는 이런 요추의 C커브가 무너질 때입니다. 요추의 C커브가 일자가 되거나 역으로 C자(⊃)가 되면 어떤 현상이 생길까요? 뼈와 뼈 사이에 충격을 흡수하기 위해 들어 있는 추간판(디스크 젤리)이 뒤로 밀려나면서 신경을 건드리게 되고 그로 인해 엄청난 통증이 생기게 됩니다. 그런 현상이 반복되면서 신경을 지속적으로 괴롭히게 되면 바로 인류 최악의 고질병인 허리 디스크가 탄생하게 되는 것입니다. 제가 지하철에서 만난 사람들의 다양한 자세를 살펴보면 팔짱을 끼거나 짝다리를 짚고 벽에 기대어 서 있는 경우가 대부분이었습니다. 앉아 있는 경우에도 고개를 푹 숙이고 구부정한 어깨로 스마트폰을 보거나 꾸벅꾸벅 조는 등 공통적으로 모두 허리의 C커브를 깨뜨리고 있었습니다. 정말 안타깝습니다.

우리 몸의 기둥인 허리를 안전하게 지키려면 바로 이 C커브를 잘 유지해주어야 하는데, 이게 그렇게 쉬운 일이 아닌가봅니다. 왜 쉽지 않을까요? 바로 허리에 복대가 없기 때문이지요. 복대라고 하니까 '무슨 소리? 귀찮게 그걸 어떻게 차고 다녀?'라고 생각하시는 분들 많으시죠? 하지만 복대는 반드시 차야만 합니다. 우리 몸의 중심이 되는 허리를 보호하기 위해서는 '허리 근육'이라는 천연 복대를 만들어서 내 몸에 착용하는 과정이 반드시 필요합니다. 우리 몸에 바로 그 중요한 천연 복대가 없기 때문에 우리는 허리의 C커브를 유지하지 못하고 우리의 소중한 허리를 매일같이 이리저리 휘어뜨리며 혹사시키고 있는 것이지요. 오늘도 수많은 디스크 환자들이 나이와 성별을 가리지 않고 병원 신규 환자 명부에 이름을 올려가며 고통스러운 나날을 보내고 있습니다.

나는 이미 허리 디스크가 터졌다 하시는 분들도 전혀 상관없습니다.
아니 오히려 그런 분들께 더 필요할지도 모르겠습니다.

허리 디스크에 근육이 왜 중요한지는 아무리 강조해도 지나침이 없습니다. 특히나 중요한 것은 안타깝게도 세월이 지날수록, 특히 우리 나이가 40세가 지나면서부터는 근육의 양이 매년 1%씩 줄어들게 된다는 것입니다. 나이 먹는 것도 서러운데 근육까지 줄어든다니 이게 웬 날벼락일까요? 게다가 척추를 탄력 있게 잡아주던 근육들이 점점 줄어들게 되니 인대들도 자연스레 힘을 잃게 되고, 그렇게 되면 불쌍한 우리의 척추는 점점 약해질 수밖에 없습니다. 그러니 나이가 든다고 가만히 앉아서 서러워만 하지 말고 더더욱 열심히 허리 복대를 만들어야겠지요?

이 글을 읽고 계신 분들 중에 나는 이미 허리 디스크가 터졌다 하시는 분들도 전혀 상관없습니다. 아니 오히려 그런 분들께 더 필요할지도 모르겠습니다. 지금부터 허리의 올바른 커브는 그대로 유지하면서 척추에 딱 달라붙어서 척추를 열심히 잡아당겨주는 속근육인 다열근과, 그 겉을 뚜껑처럼 덮으며 허리를 보호하고 열심히 힘을 쓰는 척추기립근, 그리고 우리 배의 앞 부분에서 척추가 앞으로 휘어지는 것을 막아주고 배를 보호하는 역할을 하는 든든한 복직근을 효과적으로 강화할 수 있는 허리 복대 만들기 운동을 한번 시작해보세요.

허리 운동	버드독	
	15회	3세트

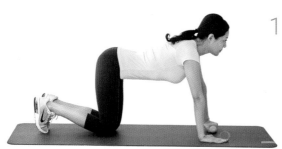

1 바닥에 무릎을 대고 한 손에는 덤벨을 잡고 엎드립니다. 엎드린 상태에서 등과 허리가 굽어지지 않도록 주의하고 시선은 정면을 바라봅니다.

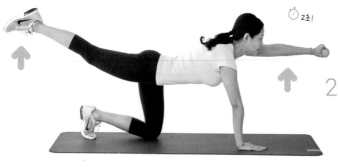

2초!

2 숨을 내쉼과 동시에 덤벨을 잡은 손과 반대쪽 다리를 곧게 편 채로 동시에 들어 올립니다. 2초 정도 버텨줍니다.

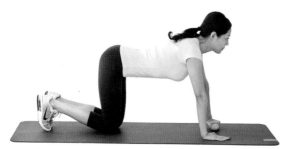

3 다시 처음의 자세로 돌아옵니다. 양쪽 모두 15회씩 3세트 반복합니다.

허리 운동	루프밴드 백 레그레이즈	
	15회	3세트

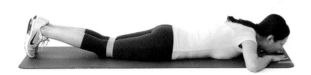

1 무릎에 밴드를 끼우고 바닥에 턱을 대고 엎드립니다.

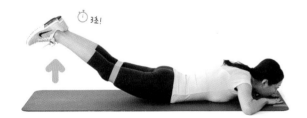

2 두 다리를 곧게 편 상태로 숨을 내쉬면서 최대한
  높이 들어 올린 뒤 3초를 버텨줍니다.

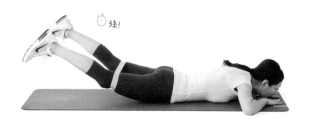

3 그 상태에서 다시 다리를 좌우로 어깨너비보다 넓게
벌려줍니다. 밴드 저항을 견디면서 3초간 더 버텨줍니다.

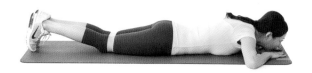

4 다시 처음의 자세로 돌아옵니다.
한 번에 15회씩 3세트 반복합니다.

허리 운동	플랭크 힙업	
	15회	3세트

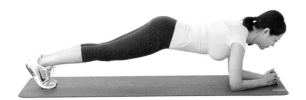 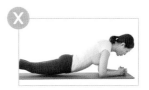

1 바닥에 팔꿈치를 대고 플랭크 자세로 엎드립니다.

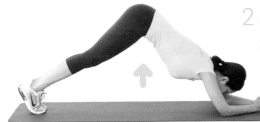

2 시선은 전방을 응시하고 숨을 내쉼과 동시에
가슴을 내밀면서 엉덩이를 위로 밀어 올려줍니다.

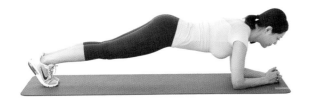

3 다시 처음의 자세로 돌아옵니다.
한 번에 15회씩 3세트 반복합니다.

무릎이 아픈데 더 많이 움직이라뇨?

퇴행성 관절염으로 인한 무릎 통증을 완화하는 운동

며칠 전 어머니 생신이라 가족들이 모여 외식을 하기로 했습니다. 집 근처에 있는 유명한 식당에 가려고 했는데 어머니가 그곳은 불편해서 싫으시다며 다른 곳으로 가자고 하시는 것이었습니다. 평소에 그 식당 음식을 굉장히 좋아하시던 어머니가 갑자기 그러시는 것이 이상해서 왜 그러시냐고 여쭈어봤더니 무릎이 너무 아파서 바닥에 쪼그려 앉기가 불편하시다는 것이었습니다. 그 식당은 입식이 아니라 좌식 구조였기 때문이었지요. 어머니는 몇 달 전부터 이유 없이 무릎이 시큰거리고 아프기 시작했는데, 지금은 무릎을 구부리기도 힘들 뿐 아니라 특히 계단을 내려갈 때 너무 힘들다고 하셨습니다.

특별히 다친 적도 없는데 무릎이 시도 때도 없이 쿡쿡 쑤시고, 자주 붓고, 누르기만 해도 아프고, 조금만 걷거나 서 있으면 엄청나게 아파오는 증세. 바로 퇴행성 관절염인데요. 이 병을 방치하게 되면 관절이 변형되기도 하고, 움직임에 큰 특별히 다친 적도 없는데 무릎이 시도 때도 없이 쿡쿡 쑤시고, 자주 붓고, 누르기만 해도 아프고, 조금만 걷거나 서 있으면 엄청나게 아파오는 증세.

제한이 생길 수도 있습니다. 많은 분들이 퇴행성 관절염은 나이가 들면 관절이 노화돼서 그냥 당연히 생길 수 있는 것이라고 알고 계시지만 사실은 그렇지 않습니다. 퇴행성 관절염은 관절의 지나친 사용과 체중의 압박으로 인해 연골이 마모되고 관절이 점점 손상되어 염증이 생기는 것이라고 할 수 있습니다.

이해를 돕기 위해 우리 관절을 자동차에 한번 비유해볼까요? 공장에서 막 출고된 똑같은 새 차가 두 대 있다고 가정해볼 때 둘 중 어떤 차가 더 빨리 부식되고 망가져서 먼저 폐차장으로 가게 될까요? 당연히 차고에 고이 모셔놓은 차보다는 많이 타고 험하게 끌고 다닌 차가 먼저 폐차장으로 향하는 슬픈 운명을 맞이하게 되겠지요? 우리 관절도 마찬가지입니다. 많이 사용하고 험하게 사용해 체중의 부담을 많이 받을수록 관절을 이루고 있는 연골이 손상되고 인대도 그 힘을 잃게 되어 빨리 녹슬어가게 되는 것입니다. 자동차처럼 말이지요.

그렇다면 이런 관절염을 일으키는 원인에는 어떤 것들이 있을까요?

그 첫 번째가 바로 비만입니다. 살찐 것도 억울해 죽겠는데 무릎까지 아파오니 이거 설상가상이 아닐 수 없습니다. 하지만 우리 몸을 이루는 여러 관절 중에 퇴행성 관절염이 주로 생기기 쉬운 부분은 허리, 발목, 손목 그리고 무릎입니다. 그 중에서도 특히 무릎은 체중에 직접적인 영향을 받기 때문에 몸무게가 1킬로그램만 늘어도 무릎이 받는 부담은 사실 10킬로그램 이상이 될 수도 있습니다. 이미 퇴행성 관절염이 시작되었다면 운동도 중요하지만 우선은 어렵더라도 철저한 식단 관리로 체중부터 줄여나가는 것이 가장 시급한 해결책입니다.

두 번째는 계단 오르내리기입니다. 요즘은 어딜 가나 에스컬레이터, 엘리베이터가 없는 곳이 없습니다. 그 편리한 도구를 적극 이용하셔야 합니다. 이 글을 읽고 계신 분들 중에는 무슨 운동전문가가 에스컬레이터와 엘리베이터를 타라고 권유하느냐고 이상하게 생각하는 분들도 계실 겁니다. 하지만 무릎이 아파지기 시작한 퇴행성 관절염 환자라면 무릎을 위한 운동에 계단 오르내리기는 절대 포함이 되지 않습니다. 계단을 오르는 것은 조금 덜하지만 특히 계단을 내려갈 때 무릎 관절이 받는 부담은 관절의 염증을 더욱 악화시키고 통증은 더 심하게 할 테니까요. 만약 무릎이 아프시다면 지금부터는 무조건 에스컬레이터, 엘리베이터를 찾으시길 바랍니다. 굳이 계단 오르기가 아니어도 무릎을 위한 다른 좋은 이미 퇴행성 관절염이 시작되었다면 운동도 중요하지만 우선은 어렵더라도 철저한 식단 관리로 체중부터 줄여나가는 것이 가장 시급한 해결책입니다.

운동이 있으니까요.

세 번째는 오래 서 있기입니다. 집안일을 많이 하는 주부들은 설거지 등의 일을 할 때 어쩔 수 없이 오래 서 있게 되는데, 이때 무릎에 상당히 많은 부담이 생깁니다. 주로 서서 일하는 사람들도 마찬가지입니다. 생각해보면 허리가 더 아픈 것 같지만 사실상 인체 역학적으로 몸무게의 충격을 가장 많이 흡수하게 되는 관절은 무릎 관절입니다. 우리가 가끔 식당이나 카페에서 보게 되는 높은 의자가 있습니다. 이 의자에 앉게 되면 무릎에 부담을 줄이고 서는 효과를 볼 수 있습니다. 지금부터 내 무릎을 위해 이런 높은 의자에 앉아 설거지나 서서 해야 하는 일을 해보는 것은 어떨까요? 높은 의자를 하나 장만하는 비용이 인공 관절 수술비보다 백배나 저렴하다는 것을 감안하면 얼마나 훌륭한 투자일까요?

네 번째는 하이힐입니다. 여성들의 아름다움의 상징인 하이힐은 여성들에게는 포기하기 어려운 도구이지요. 물론 저도 가끔씩은 즐겨 신습니다. 키가 커 보이고 각선미를 돋보이게 해주니까요. 하지만 하이힐은 우리 무릎에는 백설공주의 예쁜 독 사과 같은 것이라고 할 수 있습니다. 보기에는 너무 예쁘지만 내 무릎을 갉아먹는 독 사과라고 생각하시면 좋겠습니다. 하이힐을 절대 벗어던져 버릴 수 없다면 이제부터는 신는 횟수만이라도 조금 줄여보시기 바랍니다.

지금까지 지긋지긋한 무릎 관절염을 일으키는 다양한 원인들에 대해서 알려드렸습니다. 이미 관절염을 앓고 계신 분들은 어떤 운동을 해야 좋은지, 어떤 음식을 먹어야 하는지, 그리고 어떤 운동을 피해야 하는지에 더 큰 관심이 있으실 거라 생각됩니다.

관절염에 좋은 운동을 소개하기에 앞서 제가 저희 바디스마일 회원 분들께 많이 받는 질문에 대해서 이야기하고자 합니다. "관절염에 좋은 운동을 하면 무릎 연골이 좀 재생될까요?" 관절염을 가지고 계신 많은 회원 분들의 공통된 질문입니다. 하지만 안타깝게도 아무리 무릎 재활 운동을 열심히 한다 해도 한번 닳아 없어진 연골은 절대 재생되지 않습니다. 연골에는 혈관이 없어서 산소와 영양분이 공급되지 못하므로 조직이 재생될 수 없기 때문입니다.

하지만 이가 없으면 잇몸이라는 말이 있듯이 연골이 아닌 다른 부분을 강화시키면 관절염은 완화될 수 있습니다. 무릎 관절을 이루는 것은 결코 연골뿐만이

이가 없으면 잇몸이라는 말이 있듯이 연골이 아닌
다른 부분을 강화시키면 관절염은 완화될 수 있습니다.

아니기 때문입니다. 관절에는 관절막도 있고 관절액도 있고 힘줄도 있고 근육도 있습니다. 이 모든 것이 모여서 관절을 이루는 것입니다.

따라서 연골의 부재로 통증이 생기는 관절염은 관절의 다른 요소들을 운동으로 강화시킴으로써 통증을 효과적으로 완화시킬 수 있습니다. 다시 말해 일상생활에 지장이 없는 튼튼한 무릎 관절을 만드는 것은 약이나 주사가 아닌 운동만으로도 충분하다는 이야기입니다.

그렇다면 무릎 관절을 튼튼하게 만드는 올바른 운동은 과연 어떤 것일까요? 이미 관절염이 시작되었거나 무릎이 약하신 분들은 무릎 관절 강화 운동을 할 때 무릎에 체중이 실리는 것은 피하는 것이 좋습니다. 쉽게 말해 가급적이면 서서 하는 스쿼트 같은 동작들은 하면 안 된다는 이야기입니다. 누워서 하는 운동으로도 무릎 관절을 튼튼하게 만들 수 있는 방법은 얼마든지 있으니까요.

또한 무릎의 올바른 스트레칭을 통해서 무릎 관절의 대사 작용을 적극적으로 도와야 합니다. 관절은 구부렸다 폈다를 반복하면서 관절액으로부터 영양을 공급받고 노폐물을 배출하는 등의 대사 작용을 통해 그 생명을 유지합니다. 만약 그런 대사 작용이 잘 이루어지지 않게 되면 관절이 빨리 퇴화됩니다. 이런 관절의 원활한 대사 작용을 위해서는 올바른 스트레칭을 꾸준히 해주는 것이 크게 도움이 됩니다. 아프다고 안 움직이고 꽁꽁 싸매고만 있으면 무릎이 더 아파지는 이유를 이제 아시겠지요?

이제부터라도 올바르게만 움직일 수 있다면 지속적으로 더 많이 움직여야 합니다. 체중의 영향을 받지 않고 무릎을 강화시키는 운동과 스트레칭! 지금부터 올바르게 더 부지런히 움직이세요.

무릎 운동	엎드려 쿠션 레그레이즈	
	15회	3세트

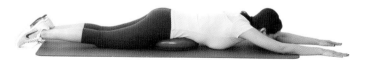

1 배에 쿠션을 깔고 엎드린 다음 양손은 머리 위로
만세 자세를 해줍니다. 엎드린 상태에서
가슴을 앞으로 내미는 느낌을 잘 유지하도록 합니다.

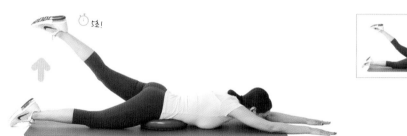 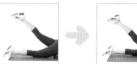

2 숨을 내쉼과 동시에 한쪽 다리를 곧게 편 상태로 최대한 높이
들어 올립니다. 이때 들어 올린 다리의 골반이 바닥에서 떨어
지지 않도록 주의하여야 합니다. 5초 정도 버팁니다.

3 다시 처음의 자세로 돌아옵니다.
양쪽 모두 15회씩 3세트 반복합니다.

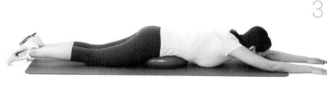

무릎 운동	옆으로 누워 다리 차기	
	15회	3세트

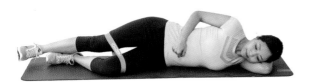

1 무릎에 루프밴드를 끼우고 옆으로 눕습니다. 아래쪽의 무릎은
직각으로 구부려주고 위쪽의 무릎은 곧게 펴줍니다.
허리와 가슴은 바르게 편 자세를 유지합니다.

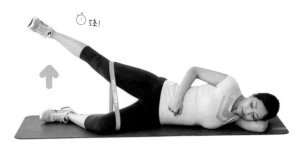

2 골반을 살짝 앞으로 밀어주는 느낌과 동시에 숨을 내쉬면서
위쪽의 다리를 옆으로 올려 밴드를 벌려줍니다.
5초간 버팁니다.

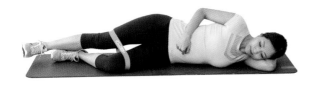

3 다시 처음의 자세로 돌아옵니다.
양쪽 모두 15회씩 3세트 반복합니다.

무릎 운동	앉아서 다리 들어 올리기	
	15회	3세트

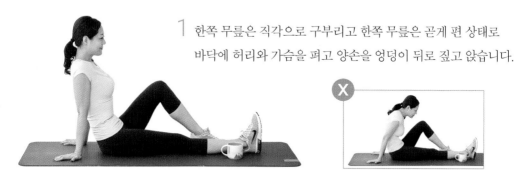

1 한쪽 무릎은 직각으로 구부리고 한쪽 무릎은 곧게 편 상태로
바닥에 허리와 가슴을 펴고 양손을 엉덩이 뒤로 짚고 앉습니다.

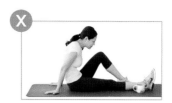

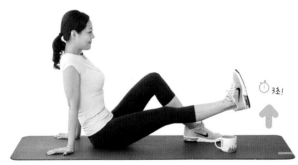

2 편 다리의 발목 옆에 작은 컵을 하나
놓고 숨을 내쉬면서 다리를 들어 올려
줍니다. 3초간 정지합니다.

3초!

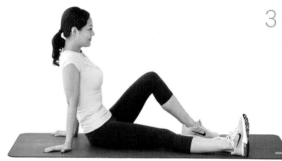

3 컵을 넘어 반대쪽으로 다리를 내려놓습니다.
양쪽 모두 15회씩 3세트 반복합니다.

혈압 때문에 어지러워요

기립성 저혈압으로 생기는 어지럼증 잡는 운동

'어떻게 하나. 우리 만남은 빙글빙글 돌고~'

제가 어릴 적에 좋아하던 가수 나미 씨의 노래 중 한 구절입니다. 여러분들은 이렇게 빙글빙글 도는 어지럼증으로 땅이 올라오고 머리가 흔들려 두통과 구토 등으로 일상생활에 불편함을 겪어본 적이 있으신가요? 그렇다면 아마 이런 증상이 얼마나 괴롭고 힘든 것인지를 잘 알고 계실 겁니다. 대체 이런 어지럼증은 왜 생기는 걸까요?

한번은 이런 적이 있었습니다. 지하철을 타고 약속 장소로 가고 있었는데, 제 앞의 어르신 세 분이 노약자석에 앉아서 즐겁게 이야기를 나누고 계셨습니다. 얼핏 들어보니 얌체 같은 며느리 이야기, 귀여운 손주들 이야기, 그리고 후덜덜한 병원비 이야기까지 딱 어르신들의 관심거리가 될 만한 이야기들이었습니다. 어르신들이 말씀을 하도 재미있게 하시길래 저도 모르게 그만 살짝 엿듣고 있었습

이렇게 빙글빙글 도는 어지럼증으로 땅이 올라오고 머리가 흔들려 두통과 구토 등으로 일상생활에 불편함을 겪어본 적이 있으신가요?

니다. 얼마나 지났을까, 어르신 중 한 분이 깜짝 놀라면서 이번 역에 내려야 한다며 허겁지겁 가방을 챙겨 일어나셨습니다. 아마 오랜만에 친구들과 즐거운 이야기를 나누느라 내려야 할 역에 도착한 줄도 모르고 계셨나봅니다.

그런데 이게 웬일입니까? 조금 전까지만 해도 즐겁게 웃고 떠드시던 어르신이 갑자기 얼굴이 하얗게 변하면서 몸이 나무 막대기처럼 뻣뻣해지더니 옆으로 쓰러지며 좌석 모서리에 머리를 심하게 부딪히고 의식을 잃으셨습니다. 순식간에 일어난 일이라 누가 손을 쓸 틈도 없었고 놀란 친구 분들과 주변 사람들은 119에 신고를 하고 쓰러진 어르신의 상태를 확인하고 팔다리를 주무르고 한바탕 난리가 났습니다. 어르신의 호흡은 다행히 정상이었지만 부딪힌 머리는 크게 부어올랐고 안색은 창백했습니다. 열차가 두 정거장 정도 지나 구급 대원들이 도착하여 응급 조치를 취하는 것까지 지켜보고 저는 어쩔 수 없이 하차했지만 그날 하루 종일 마음이 무거웠습니다.

이 어르신이 쓰러진 이유는 무엇이었을까요? 어지럼증에는 다양한 원인이 있지만 그중 하나가 노화로 인한 어지럼증을 발생시키는 기립성 저혈압입니다. 기립성 저혈압은 앉거나 누웠다가 일어날 때 뇌로 공급되는 혈액의 양이 갑자기 감소하면서 어지럼증을 느끼게 되는 것입니다. 젊은 사람들에게도 발생하지만 주로 혈관의 탄성이 떨어지고 혈액순환이 잘 안 되는 노인들에게서 많이 발생하는 탓에 노인성 어지러움이라고 불리기도 합니다. 최근 발표된 연구 결과에 따르면 기립성 저혈압이 있는 사람들은 약 20년 후에 치매에 걸릴 확률이 15%나 증가하는 것으로 나타났습니다. 또한 어지럼증으로 쓰러지게 되면 이차적으로 발생하게 되는 타박상이나 골절, 뇌진탕 같은 위험한 부상 등이 뒤따르기 때문에 특히 나이가 많은 어르신들의 경우에는 이 어지럼증을 그냥 방치했다가는 큰 낭패를 볼 수도 있습니다.

어지럼증을 유발하는 원인들은 기립성 저혈압 외에도 몇 가지가 더 있는데, 그 중 하나는 이석증입니다. 이석증은 귀의 가장 안쪽 내이에 있는 칼슘 덩어리인 이석 중에서 약해진 것들이 떨어져 나와 귀 속에서 돌아다니다가 세반고리관으로 잘못 들어가 발생하는 질환입니다. 머리를 움직일 때마다 빙빙 돌고 어지럽고 식은땀과 함께 구토나 두통 등이 반복된다면 이석증을 의심해볼 수 있습니다. 이

특히 나이가 많은 어르신들의 경우에는 이 어지럼증을
그냥 방치했다가는 큰 낭패를 볼 수도 있습니다.

석의 성분이 뼈와 비슷해 뼈가 약하신 분들이 특히 이석증에 더 잘 걸릴 수 있습니다. 여성의 경우 폐경 이후 골밀도가 급격히 떨어지거나 아니면 단순 노화나 선천적 요인으로 인해 골밀도가 낮아 골다공증의 위험이 있는 분들은 이석증에 걸릴 확률과 재발률이 모두 높기 때문에 특별히 더 조심하셔야 합니다.

마지막 원인은 전정신경염입니다. 전정신경염은 귀에서 균형을 잡는 역할을 하는 전정기관에 질환이 생기면서 발생합니다. 전정기관은 청각을 담당하는 달팽이관 바로 옆에 붙어 있고, 신경이나 혈액의 분포가 같이 되는 부분이 많습니다. 그렇기 때문에 전정기관의 문제로 어지럼증이 생기면 심할 경우에는 청각에까지도 장애가 생길 수 있는 아주 위험한 질환입니다. 머리를 움직이면 빙빙 도는 증상과 함께 눈떨림이 발생하고 구토 증세가 자주 생긴다면 전정신경염을 의심해볼 필요가 있습니다.

빙글빙글 돌고 어지러운 세상, 속은 메스껍고 머리는 아프고…. 어떻게 이걸 좀 가라앉히고 안정을 찾을 수 있을까요? 땅이 올라온다고 무조건 누워만 있으면 우리 몸은 누워 있는 것에만 익숙해져 계속해서 발생하는 어지럼증을 절대로 고칠 수가 없습니다. 어지럼증도 운동을 통해 그에 대응하는 방법을 반복해서 연습하다보면 몸의 전정 기능이 강화되고 시각 기능도 안정화돼 결국은 다스릴 수 있게 됩니다.

우리 몸은 생각보다 강합니다. 환경에 적응하고 훈련에 단련됩니다. 이제부터 땅이 올라온다고 겁먹지 마세요. 올라오는 땅은 내가 눌러버릴 수 있습니다.

어지럼증 운동	고개 흔들며 걷기
	2~5분 반복

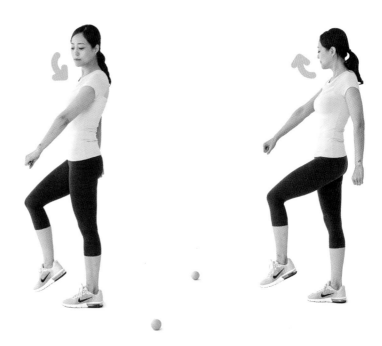

1 바닥에 양쪽으로 스티커나 공 등으로 포인트를 정해놓고 가운데에 똑바로 섭니다.

2 시선을 양쪽의 포인트로 번갈아 이동해주면서 고개를 흔들며 제자리 걸음을
걸어줍니다. 이때 가슴은 펴고 턱은 당겨주되 호흡은 편안하게 합니다.

3 한 번에 2분~5분씩 자주 반복합니다.

어지럼증 운동	시선 고정 스쿼트	
	15회	3세트

1 다리를 어깨너비로 벌리고 가슴을 똑바로 펴고 벽을 보고 섭니다.
자신의 눈높이에 맞추어 벽에 스티커를 붙여줍니다.

2 시선을 벽의 스티커에 고정하고 양팔과 엉덩이를
동시에 뒤로 빼며 무릎이 직각이 되도록 재빨리
앉아줍니다. 시선이 흔들리지 않고 스티커에
고정되어 있도록 주의하고 숨을 내쉬면서 천천히
다시 일어납니다.

3 한 번에 15회씩 3세트 반복합니다.

당뇨에는 어떤 운동이 좋을까요?

저혈당 쇼크 당수치 잡아주는 포도당 운동

저는 운동 현장에서 다양한 회원들과 만나게 됩니다. 끔찍한 저혈당 쇼크의 충격으로 큰맘 먹고 운동을 결심하고 저를 찾아오셨던 중년 남성 한 분이 기억납니다. 젊었을 때에는 태권도 선수로도 대단한 활약을 했고, 안 해본 운동이 없다고 했습니다. 우리나라 멋진 남자의 상징인 해병대 출신이라는 자부심도 굉장히 높았습니다. 해병대 619기라는 사실을 늘 강조하시며 그 시절 추억을 신나게 이야기하곤 하셨습니다.

그런데 몇 달 전에 이분이 아침에 하프 마라톤 대회에 자신 있게 참가했다가 갑자기 바닥에 쓰러져 온몸의 근육이 마비되는 듯이 꼬이고 눈동자가 돌아가고 입에서 거품이 나오는 등 발작, 경련 증상을 보여서 병원으로 긴급히 호송되는 일이 있었습니다. 아니, 도대체 무슨 일이 있었을까요? 이 멋진 해병대 출신 남성분의 증상은 바로 저혈당 쇼크였습니다. 전날 당뇨약을 복용하고 다음 날 오전에 열리는 마라톤 대회에 참가해 열심히 달리다보니 공복에 혈당 수치가 급격히 떨어지면서 그런 끔찍한 사고가 생겼던 것입니다. 무서운 일이 아닐 수 없습니다.

당이 기준치 이하로 떨어지면 우리 몸은 뇌의 전원을 스스로 꺼버리기 때문에 의식을 잃고 쇼크 상태에 빠지게 됩니다. 보통 5분 내지 10분 정도 안정을 취하면 환자 스스로 의식을 찾게 되지만 최악의 경우 의식을 찾지 못하게 되는 경우도 있습니다. 또 저혈당 쇼크는 의식을 잃으면서 혀를 깨물거나 바닥에 넘어지는 순간 뇌진탕이나 타박상, 골절 등과 같은 2차 부상이 생길 수도 있어 더욱 위험합니다. 그렇기 때문에 평소 당 수치의 조절이 굉장히 중요하다고 할 수 있습니다. 특히 대사증후군 중에서도 우리 몸속에서 깡패 두목 같은 역할을 하는 당뇨는 이처럼 무서운 저혈당 쇼크를 동반할 뿐만 아니라 동시에 다른 여러 가지 합병증을 불러오기 때문에 매우 위험하다고 할 수 있습니다.

그렇다면 이 골칫덩어리 당뇨를 어떻게 하면 확실히 때려잡을 수 있을까요? 우리는 지금부터 근육의 역할에 주목해야 합니다. 우리가 밥을 먹어야 생명을 유지하고 일을 하며 살아갈 수 있듯이 근육도 밥을 먹어야 생명을 유지하고 일을 할 그렇다면 이 골칫덩어리 당뇨를 어떻게 하면 확실히 때려잡을 수 있을까요?
우리는 지금부터 근육의 역할에 주목해야 합니다.

수 있습니다.

갑자기 근육이 밥을 먹는다고 하니까 조금 생소하신가요? 근육도 밥을 먹습니다. 근육이 먹는 밥은 바로 포도당입니다. 근육은 자신의 생명을 유지하기 위해서 쉬는 동안에도 계속 칼로리를 소비하고 포도당을 에너지원으로 사용합니다. 그러므로 근육이 많은 사람은 근육이 몸속에서 일을 하며 지속적으로 당을 소비하기 때문에 당 수치가 쉽게 올라가지 않고 건강한 당 수치를 유지할 수 있습니다. 마치 여름철 옷장 속에 '물 먹는 하마'를 하나 딱 넣어두면 장농 속 습기를 싹 다 잡아먹듯이 우리도 몸속에 든든하고 커다란 근육을 하나 넣어두면 이 근육이 당을 잡아먹는 하마가 되어 우리 몸속 당을 열심히 빨아먹기 때문에 당 수치 걱정할 일이 줄어들게 된다는 이야기입니다.

여러분은 근육질의 남성이나 여성이 당뇨로 고생하는 걸 본 적이 있으신가요? 몸에 근육이라고는 찾아볼 수가 없고 체지방과 내장지방이 많은 분들이 당뇨 환자의 전형적인 모습입니다. 이제 왜 그런지 이해가 되시나요?

지금 이 글을 읽고 계신 분들 중에서도 아마 당 수치가 경계선에 걸쳐 있거나 이미 당뇨 위험군에 속해 있는 분들이 꽤 많으실 겁니다. 그렇다면 당을 잡아먹는 하마를 한 마리씩 키워보시는 건 어떨까요? 생각보다 아주 먹성이 좋은 녀석들입니다. 지금부터 당 잡아먹는 하마 키우는 운동법 시작할게요.

당 잡아먹는 하마 키우는 운동1	공중 달리기
	2~5분 반복

1 허리와 가슴을 펴고 반듯한 자세로 의자에 앉습니다.

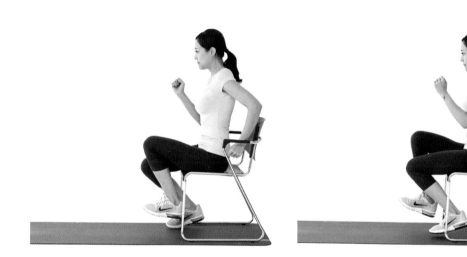

2 양발이 바닥에 닿지 않도록 복부의 힘으로 무릎을 구부려 다리를 동시에 들어
올려줍니다. 팔을 힘차게 앞뒤로 흔들면서 동시에 달리기를 하듯이 다리를
앞뒤로 들었다 놓았다 해줍니다. 호흡은 편안하게 하고, 팔과 다리를 움직이는
동안 허리는 곧게 편 자세를 유지하고 있도록 주의합니다.
한 번에 2분~5분씩 자주 반복합니다.

당 잡아먹는 하마 키우는 운동2	엉덩이 그네	
	30회	3세트

1 무릎을 구부려 의자 위에 올리고 양손은 차렷 자세를 한 뒤 천장을 보고 눕습니다.

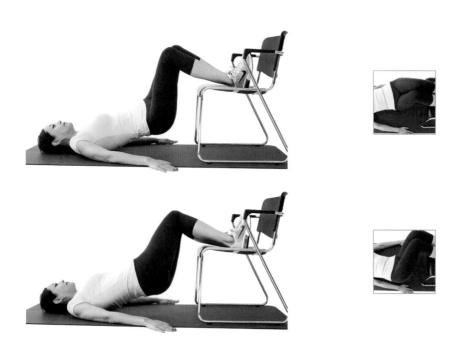

2 발끝을 몸통 쪽으로 당겨준 뒤 엉덩이를 바닥으로부터 충분히 들어 올려줍니다.
손바닥으로 바닥을 누르면서 상체를 고정하고 엉덩이를 좌우로 흔들어줍니다.
숨은 편안하게 들이마시고 내쉬면서 시선은 누운 상태에서 정면을 바라봅니다.

3 한 번에 30회씩 3세트 반복합니다.

당 잡아먹는 하마 키우는 운동3	앉아서 공 조이며 들어 올리기	
	15회	3세트

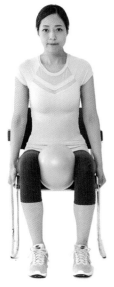

1 의자에 허리를 똑바로 펴고 앉은 다음 무릎 사이에 공을 끼워줍니다.
시선은 정면을 바라보고 양손은 의자의 양 옆을 잡아줍니다.

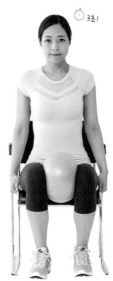

3초!

2 숨을 내쉼과 동시에 무릎 사이의 공을 들어
올린 뒤 공을 세게 조이며 3초간 버텨줍니다.

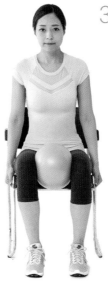

3 다시 처음의 자세로
돌아옵니다.
한 번에 15회씩 3세트
반복합니다.

가만히 있어도 여기저기가 아파요

면역력을 올려주는 장운동

몇 년 전부터 저와 친하게 지내는 언니가 있습니다. 이 언니는 성격도 취미도 식성도 저랑 비슷해서 우리는 시간이 날 때마다 자주 만납니다.

그런데 이 언니는 만날 때마다 어디가 아프다고 합니다. 저번에는 비염이 심하다며 훌쩍거렸는데, 이번에는 또 편도선이 부었다며 한여름에 카페에서 뜨거운 생강차를 찾으니 카페 직원이 여름에는 생강차가 없다며 난처한 표정으로 쳐다봅니다. 언니는 정말 자주 아픕니다. 본인도 아예 자기는 몸이 약한 편이라고 단정지으며 그렇게 믿고 포기하고 사는 것 같습니다. 항상 가방에 수십 가지 약이 들어 있는 휴대용 약 케이스를 넣어 가지고 다니는데, 도대체 저 약들이 제 역할을 하기는 하는 것인지 저는 정말 궁금하기까지 합니다.

하루는 약속 시간 몇 시간 전에 전화가 왔습니다. 과로로 몸살이 나 병원에서 링거를 맞고 있으니 다음에 보자는 것이었습니다. 무슨 일이냐고 했더니 며칠 전

늘 감기를 달고 살고, 비염, 후두염, 기관지염, 각종 염증에 몸은 자꾸 기운이 없고, 약은 먹어도 먹어도 낫지를 않습니다. 앉아도 아프고 누워도 아프고…

무리해서 김치를 한꺼번에 많이 담근 게 화근이었는지 처음엔 가벼운 감기 몸살인 줄 알았는데 도무지 일어날 수가 없어서 병원 신세를 지게 되었다는 것입니다. 아니 물김치랑 깍두기 한 통 담그고 저렇게 되었다니, 대한민국 엄마들은 무슨 천하무적 로봇인가 봅니다.

늘 감기를 달고 살고, 비염, 후두염, 기관지염 등 각종 염증에 몸은 늘 기운이 없고, 약을 먹어도 먹어도 낫지를 않습니다. 앉아도 아프고 누워도 아프고, 서 있으면 당연히 더 아프고, 정말 죽을 맛이 아닐 수 없습니다. 여러분들도 한 번쯤은 이런 경험이 있으신가요? 감기 한번 걸리면 보통 한 달씩은 가는 게 요즘 병치레의 유행 아닌 유행이 되었습니다. 그것 참 이상합니다. 사람의 몸은 생각보다 튼튼한데, 왜 자꾸 틈만 나면 아플까요? 그리고 아프기 시작하면 도무지 왜 낫지를 않을까요?

건강한 신체를 가진 사람의 면역 시스템을 한번 살펴보겠습니다. 먼저 나쁜 바이러스가 우리 몸 안에 침입하면 면역세포들이 틈을 주지 않고 그놈들에게 달라붙습니다. 그리고는 엄청나게 큰 싸움을 벌여 나쁜 바이러스들을 모두 때려잡아

우리 몸을 안전하게 지켜내지요. 또 우리 몸은 세포들의 각종 대사작용으로 인해 발생하는 노폐물 때문에 몸속에 독소가 발생한다 싶으면 그것들을 재빨리 몸 밖으로 퇴출시켜버리기 때문에 항상 깨끗하고 건강한 상태를 유지할 수 있습니다. 그렇게 스스로를 지켜내고 정화하는 힘! 그런 힘을 바로 면역력이라고 합니다.

그런데 그런 면역력이 떨어지게 되면 나쁜 바이러스가 우리 몸속으로 밀고 들어와도 면역세포들이 비실거리니 힘 한번 제대로 써보지 못하고 나쁜 바이러스들에게 두드려 맞고 괴롭힘을 당하게 되는 것입니다. 그렇게 되면 우리 몸은 감기나 각종 염증에 시달리게 되고, 심각하게는 암에 걸리는 위험한 상황에 노출될 수 있습니다. 면역력! 정말 중요하다는 것, 이제 아시겠지요?

그렇다면 우리 몸의 면역세포들을 어떻게 하면 강하게 만들어서 우리 몸을 나쁜 바이러스들로부터 안전하게 지켜낼 수 있을까요? 먼저 면역세포들이 집단으로 모여 살고 있는 장소, 바로 장에 주목해야 합니다.

우리 몸속 장은 노폐물을 처리하고 배설하는 역할을 하다보니 매일매일이 나쁜 바이러스와의 전쟁터입니다. 내 몸속 아군인 면역세포와 적군인 바이러스가 그렇다면 우리 몸의 면역세포들을 어떻게 하면 강하게 만들어서 그만 좀 아프게끔 우리 몸을 나쁜 바이러스들로부터 안전하게 지켜낼 수 있을까요?

매일매일 전쟁을 벌이는 그곳! 바로 장인데요. 그런 까닭에 우리 몸의 면역세포의 70%가 장에서 살고 있습니다. 즉, 아군인 면역세포의 집결지가 바로 장이라는 이야기지요. 그래서 이 장을 건강하게 잘 관리하고 지켜주어야만 면역세포들이 좋은 환경에서 잘 먹고 잘 쉬어서 나쁜 바이러스가 침입했을 때 열심히 싸워 우리 몸을 질병으로부터 안전하게 지켜낼 수 있는 것입니다. 다시 말해 장을 건강하게 하는 것이 면역력을 올려주는 지름길이라는 것입니다. 그렇다면 장을 어떻게 하면 건강하게 지킬 수 있을까요?

질 좋은 유산균을 복용하는 것도 좋고, 규칙적인 식습관을 유지하고 스트레스를 받지 않도록 노력하는 것도 물론 중요합니다. 하지만 가장 중요한 것은 장에 혈액과 산소를 잘 공급하며 움직임을 만들어주는 운동입니다. 활발히 움직임으로써 그 생명을 유지해야 하는 장의 움직임이 줄어들고, 그로 인해 그곳으로 유입되는 혈액과 산소의 공급량이 줄어들게 되면 당연히 면역세포들이 힘을 잃고 제 기능을 잘할 수 없게 되겠지요? 요즘은 주로 앉아서 일하다보니 운동량이 부족하기 쉽고 과다한 스트레스 등으로 많은 사람들이 변비나 대장증후군 등의 장

문제로 고생을 하고 있는데, 이런 것들이 면역력을 저하시키는 큰 원인 중 하나이기도 합니다. 하루이틀도 아니고 이렇게 계속 아프기만 하면서 기운 없이 살 수는 없겠지요? 나쁜 바이러스에게 두드려 맞고 감기와 염증을 달고 살면서 매일 비실비실하며 사느니 조금 힘들더라도 열심히 운동해서 활기차고 건강하게 사는 게 좋지 않을까요? 이제 훌훌 털고 일어나세요.

    장을 튼튼하게 하고 장을 활발하게 움직이게 도와주는 면역력 올리기 장 튼튼 운동법! 지금부터 시작합니다.

면역력 운동	장 지압 운동
	5분

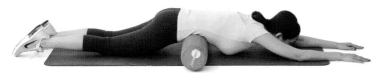

1 바닥에 폼롤러를 놓고 배꼽 위 1cm 지점에 대고 엎드립니다.
양손은 머리 위로 올려 만세 자세를 하고 다리는 가지런히 모아줍니다.

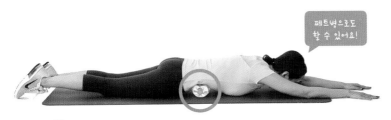

페트병으로도
할 수 있어요!

2 온몸의 힘을 다 뺀 상태에서 숨을 편안하게 들이마시고
내쉬기를 반복합니다.

3 한 번에 5분 정도씩 자주 반복합니다.

면역력 운동	누워서 짐볼 들어 올리기	
	15회	3세트

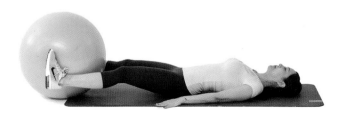

1 양 발목 사이에 짐볼을 끼우고 다리를 곧게 편 상태로 천장을 보고 반듯하게 눕습니다. 양손바닥은 차렷 자세로 골반 옆에 고정시키고, 턱은 목 쪽으로 가볍게 당겨줍니다.

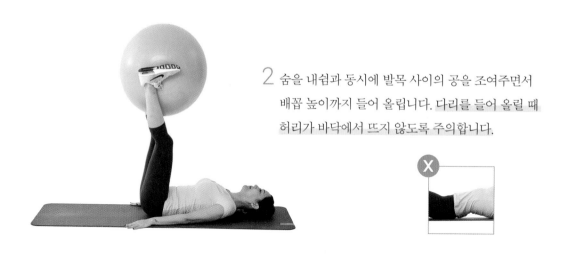

2 숨을 내쉼과 동시에 발목 사이의 공을 조여주면서 배꼽 높이까지 들어 올립니다. 다리를 들어 올릴 때 허리가 바닥에서 뜨지 않도록 주의합니다.

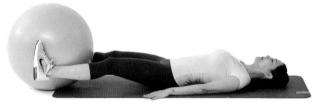

3 다시 천천히 내려줍니다.
한 번에 15회씩 3세트 반복합니다.

골프채 잡아본 적도 없는데 웬 골프엘보!

골프 · 테니스엘보, 팔꿈치 통증에 좋은 운동

저희 사촌 언니는 얼마 전부터 팔꿈치 통증이 심해졌습니다. 깔끔한 성격 탓에 억세게 집안일을 한다 싶더니만 결국 탈이 났습니다. 아침이고 저녁이고 쑤셔대는 팔꿈치 통증 때문에 장바구니를 드는 것은 물론이고 행주를 짜거나 식탁 위의 그릇들을 치우는 것조차도 힘들 정도라고 합니다. 게다가 눈에 넣어도 안 아프다며 틈만 나면 자랑하던 조카도 제대로 못 안아주고 놀아주지도 못하게 되었답니다. 이제 우울증까지 생겨 저를 만날 때마다 신세 한탄을 하느라고 시간 가는 줄 모릅니다.

평소에 가장 많이 쓰게 되는 신체 부위인 팔에 통증이 생기니 살림이 문제가 아니라 일상생활에까지 지장이 생겨 너무 불편해진 언니는 결국 병원을 찾아갔습니다. 언니는 어떤 상태였을까요? 언니는 의사 선생님으로부터 골프엘보라는 진단을 받았습니다. 아니 골프라고는 채도 한 번 잡아본 적이 없는 언니인데 도대체

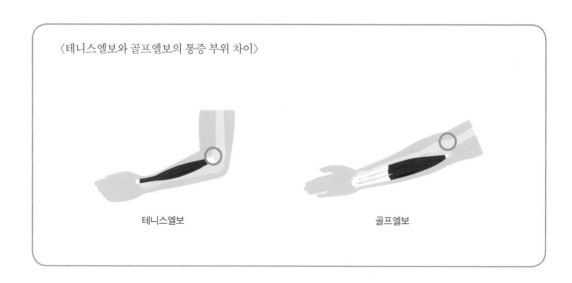

〈테니스엘보와 골프엘보의 통증 부위 차이〉

테니스엘보   골프엘보

이게 무슨 일일까요? 언니는 왜 자기가 골프엘보냐며 황당해했지만 사실 이유는 간단했습니다.

흔히 골프를 치는 사람들에게 많이 나타나서 '골프엘보'라고 불리는 이 병의 다른 이름은 내측상과염입니다. 손목을 굽히거나 펴는 근육이 시작되는 팔꿈치 안쪽 부위에 통증이나 염증이 생기는 증상입니다. 통증은 미약한 증상에서부터 밤에 잠을 못 이룰 정도로 극심한 정도까지 다양하며, 찌르는 듯한 통증과 찢어지는 듯한 통증 등 다양한 느낌의 심한 통증을 동반합니다. 우리는 팔꿈치와 연결되어 있는 손 근육을 사용할 때 손목과 손가락의 관절 구조상 주로 안쪽으로 힘을 주어 쥐게 됩니다. 이렇게 한쪽 방향으로만 근육을 상대적으로 많이 사용하다보니 근육과 힘줄에 염증이 생기게 되는 것이 바로 골프엘보이지요.

반대로 팔꿈치 바깥쪽 근육에 염증이 생기는 것은 테니스엘보, 다른 말로는 외측상과염이라고 부릅니다. 손을 꽉 쥘 때 사용하는 근육의 무리한 사용 때문에 아니 골프라고는 채도 한 번 잡아본 적이 없는 언니인데 도대체 웬 골프엘보! 이게 무슨 일일까요? 언니는 왜 자기가 골프엘보냐며 황당해했지만 사실 이유는 간단했습니다.

발생하는 것은 골프엘보와 같습니다. 다만 손목을 사용하는 방향에 따라 염증이 발생하는 부위가 달라지는데, 그 부위가 팔꿈치의 바깥쪽이라는 점에서 차이가 있습니다.

사촌 언니의 경우에는 잦은 집안일의 반복 속에서 팔을 무리하게 사용하다보니 골프엘보가 생긴 것입니다. 집안일 때문에 엘보가 나타날 수 있는 예를 살펴보면 행주나 걸레 짜기, 무거운 이불 털기, 무거운 프라이팬 들기 등이 있습니다. 이런 행동들은 손의 쥐는 힘을 이용함과 동시에 손목과 연결된 팔꿈치의 근육들을 무리하게 사용하게 함으로써 근육과 힘줄에 통증을 유발하고 결국에는 염증까지 발생시킬 수 있습니다.

그런데 우리가 살면서 이런 일들을 안 할 수 있을까요? 그렇다면 어떻게 해야 엘보가 생기는 것을 막을 수 있을까요? 또 이미 엘보가 생겼다면 어떻게 치료할 수 있을까요? 정답은 의외로 간단합니다. 바로 반대쪽 근육을 강화시키면 됩니다. 반대쪽 근육을 강화하다니? 그렇지 않아도 아파 죽겠는데 어떻게 운동을 한다는 것인지, 반대쪽 근육은 또 무엇인지 이해가 잘 안 되실 수도 있으리라 생각

됩니다. 쉽게 이야기하면 절대 안 나을 것 같은 엘보를 치료하기 위해서는 우리가 손을 자주 쥐어주는 만큼 반대로 손을 펴주는 연습 또한 많이 하면 된다는 것입니다.

우리가 손을 쥐는 근육을 자주 사용하다보면 자연스럽게 펴는 근육이 약화되면서 팔꿈치 근육에 밸런스가 깨지고 엘보가 생길 수 있습니다. 이때 손의 펴는 근육을 강화시켜주면 팔꿈치 통증이 없는 사람에게는 엘보를 예방할 수 있는 방법이 되고, 통증이 이미 시작된 사람에게는 통증을 완화시켜주는 훌륭한 해결책이 될 수 있습니다. 다시 한번 강조하자면 팔꿈치엘보는 우리가 팔꿈치 근육과 연결된 손을 한 방향으로만 움직이면서 무리하게 자꾸 쥐는 힘을 사용하는 것 때문에 생기는 문제이므로 반대로 손을 펴주는 힘을 길러주면 해결할 수 있습니다. 이 간단한 원리를 꼭 기억하시기 바랍니다.

그러면 엘보를 예방하고 통증을 완화시킬 수 있는 효과적인 운동법을 배워보도록 할까요?

엘보 운동	손가락 펴기 운동	
	20회	3세트

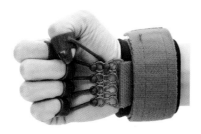

1 마누스 밴드를 손목에 끼웁니다.
주먹을 지긋이 쥐어줍니다.

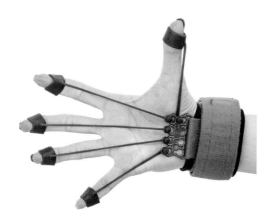

2 힘차게 손을 펴줍니다.

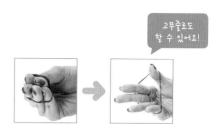

고무줄로도
할 수 있어요!

3 한 번에 20회씩 3세트 반복합니다.

엘보 운동	덤벨 손목 운동	
	20회	3세트

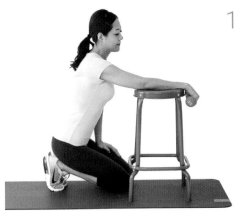

1 작은 의자를 놓고 한 손에는 덤벨을 잡고 무릎을 꿇은 다음 의자를 마주보고 앉습니다. 덤벨을 잡은 손을 의자 받침 위에 손등이 위를 향하도록 올려놓습니다.

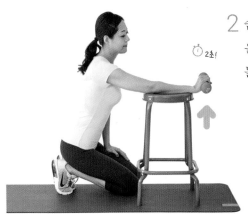

2초!

2 숨을 내쉼과 동시에 손목을 위로 꺾어 덤벨을 들어 올립니다. 2초간 정지했다가 다시 처음의 자세로 돌아옵니다.

3 한 번에 20회씩 양쪽 모두 3세트 반복합니다.

꼭꼭 숨어 있는 내장지방,
이젠 혈액 다이어트로!

중성지방을 줄여주는 운동

 제 친구들 중에 정말 너무 너무 잘 먹는데도 빼빼 말라서 모든 친구들의 부러움을 한 몸에 받는 친구가 한 명 있습니다. 다 함께 과식을 하면 다른 친구들은 모두 올챙이처럼 배가 볼록 튀어나오다 못해 터질 지경이 되는데, 그 친구는 배가 나오기는커녕 등가죽이랑 뱃가죽이 서로 착 달라붙어 있습니다. 10년 전부터 지금까지 여자의 자존심이라고 할 수 있는 44사이즈를 한결같이 고수하고 있지요. 마지막 디저트까지 깔끔하게 마무리하며 깔깔거립니다. 이거 참, 세상 진짜 불공평해도 너무 불공평한 거 아닙니까?

 그러던 어느 날 그 친구가 모임에 나오지 않아 다른 친구에게 이유를 물었더니 이게 웬일! 그 친구가 이번에 직장 종합검진에서 고지혈증에 당뇨 판정까지 받아서 병원에 가느라고 오늘 모임에 나오지 못했다는 것이었습니다. 아니, 그렇게 빼빼로 같은 친구가 고지혈증이라니요? 어떻게 그럴 수가 있나? 모두들 놀라워

했고 놀라움은 금세 걱정으로 이어졌습니다. 겉보기에는 마른 체형이지만 지방이 내장 사이 사이에 끼어 있는 '내장지방형 비만'을 우리는 마른 비만이라고 하지요? 그런데 알고보니 이 친구가 그런 마른 비만형 체형이었던 것입니다.

중성지방이 내장 곳곳에 끼어 있는 내장지방형 비만은 지방이 보이지 않는 곳에 조용히 쌓이기 시작하면서 여러 대사성질환의 원인이 될 수 있습니다. 그러므로 오히려 일반 비만보다 더 위험하다고 할 수 있습니다. 특히 이 중성지방은 콜레스테롤과 같은 혈액 속 지방성분이지만 콜레스테롤이 30%가 음식물로부터 공급되고 70%는 체내에서 만들어지는 것과는 달리 거의 대부분 음식물을 통해서 공급되기 때문에 기름진 음식을 많이 먹는 사람은 상대적으로 중성지방 수치가 쉽게 높아질 수밖에 없습니다.

또 한 가지 중요한 점은 콜레스테롤은 체내에서 에너지원으로는 사용되지 않기 때문에 활동량과는 별로 관계가 없지만 중성지방은 포도당과 함께 세포에서 중요한 에너지원으로 사용되기 때문에 활동량과 관계가 깊습니다. 즉, 중성지방은 콜레스테롤과는 달리 활동량을 올리는 운동을 열심히 하면 그 수치를 낮출 수

내장지방형 비만은 지방이 보이지 않는 곳에 조용히 쌓이기 시작하면서
여러 대사성질환의 원인이 될 수 있어서 오히려
일반 비만보다 더 위험하다고 할 수 있습니다.

있다는 것이지요. 그러니 혹시 나의 중성지방 수치가 높다면 식습관과 운동습관을 한번 체크해보세요. 중성지방은 기름진 식사 외에도 정제된 곡물(흰쌀, 밀가루 등)을 많이 섭취했을 때에도 높아집니다.

탄수화물을 많이 섭취하게 되면 혈당이 올라가면서 혈당을 낮추기 위한 호르몬인 인슐린이 분비되는데, 인슐린은 혈액 내에 남아도는 당을 끌어모아서 각 조직에 지방으로 저장하는 일을 합니다. 그렇다보니 탄수화물의 과다 섭취로 혈당이 상승하고, 그로 인해 인슐린의 분비량이 많아지게 되면 중성지방 합성률이 그만큼 크게 증가하게 되는 것입니다. 중성지방은 손으로 움켜잡았을 때 잡히는 살덩어리, 즉 피하지방이 아닙니다. 이건 혈액 속을 떠돌아다니다가 장기에 달라붙어 축적되는 내장지방 덩어리라고 생각하시면 됩니다.

콜레스테롤은 대부분 혈관 속을 떠돌아다니기만 하지만 중성지방은 혈관 속을 떠돌아다니다가 내장에 달라붙고 내장과 내장 사이에 끼어버려 빼내기가 쉽지 않기 때문에 어찌 보면 콜레스테롤보다도 더 골치 아픈 놈이라고 할 수 있습니다. 또 하나 나쁜 콜레스테롤(LDL)은 착한 콜레스테롤(HDL)에 의해 몸 밖으로

배출되기라도 하지만 중성지방은 그렇지 않습니다. 뿐만 아니라 심지어 착한 콜레스테롤(HDL)을 분해시켜 제 기능을 하지 못하게 하는 아주 악질 중의 악질이기도 합니다. 그러니 뱃살은 물론이고 혈관 건강을 위해서라도 중성지방은 반드시 예방하고 철저하게 관리해야 하는 것임을 절대 잊지 말아야 하겠습니다.

그러면 이제 이 중성지방에 대해서 이해가 조금 쉬워지셨나요? 그래도 이 못된 기름 덩어리 중성지방은 다행히 음식조절과 운동을 통해서 그 수치를 줄여나갈 수 있습니다. 지금부터 운동을 통해 혈액 속의 중성지방을 깔끔하고 건강하게 빼내는 혈액 다이어트를 해보세요. 내 몸속 혈관이 아주 건강하고 깨끗해집니다.

몸이 말랐다고 방심하지 마세요. 마른 비만이 더 무섭다는 것, 이제 아셨죠?

내장지방 운동	페트병 흔들기	
	30초	5세트

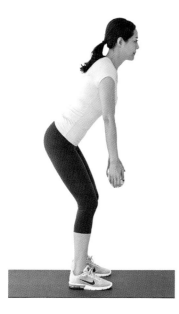

1 다리를 어깨너비로 벌리고 양손으로 페트병의 양쪽 끝을
  잡은 다음 정면을 보고 섭니다. 가슴은 펴고 무릎은 구부리며
  엉덩이는 살짝 뒤로 빼서 허리는 신전 자세를 만들어줍니다.

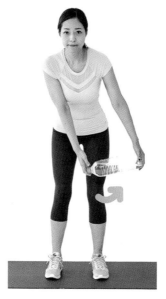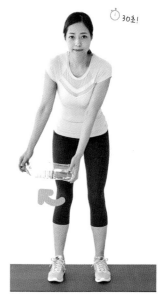

🕐 30초!

2 그 자세에서 복부의 긴장감을
  유지하면서 페트병을 좌우로
  세게 흔들어줍니다. 이때 몸통이
  돌아가거나 팔이 구부러지지 않
  도록 주의합니다.

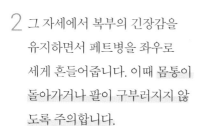

3 한 번에 30초씩 5세트 반복합니다.

내장지방 운동	페트병 스윙	
	20회	3세트

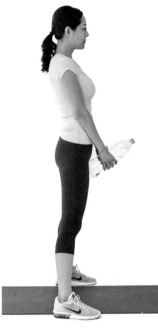

1 다리를 어깨너비보다 조금 넓게 벌리고 양손으로 페트병의 가운데를 세워서 잡은 다음 정면을 보고 섭니다.

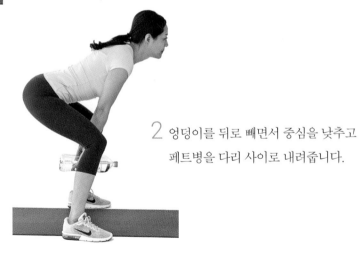

2 엉덩이를 뒤로 빼면서 중심을 낮추고 페트병을 다리 사이로 내려줍니다.

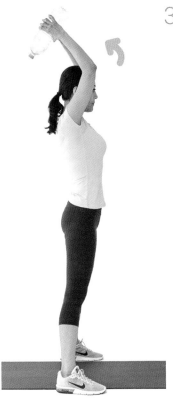

3 복부와 허리에 힘을 주어 허리를
펴면서 다시 다리 사이의 페트병을 머리 위까지 들어 올립니다.
이때 시선은 정면을 바라보도록 합니다.

4 한 번에 20회씩 3세트 반복합니다.

내장지방 운동	페트병 차기	
	20회	3세트

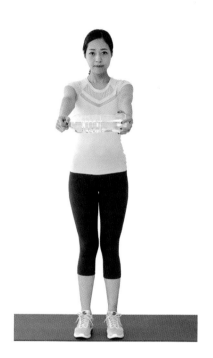

1 다리를 어깨너비로 벌리고 양손으로 페트병의 양쪽 끝을
잡은 다음 정면을 보고 섭니다.
페트병을 배꼽 높이보다 조금 높게 앞으로 들어 올립니다.

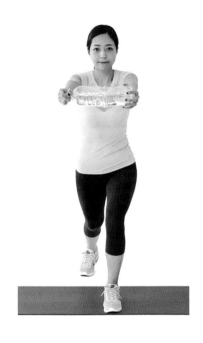
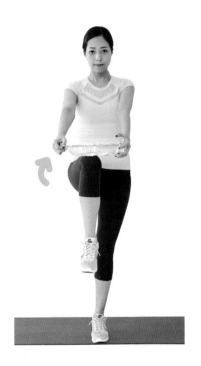

2 한쪽 발을 한 걸음 뒤로 뺐다가 무릎을 접어 들어 올리면서
페트병을 힘차게 차줍니다. 이때 허리와 가슴은 반듯하게
펴고 시선은 페트병을 바라보도록 합니다.

3 한 번에 20회씩 양쪽 모두 3세트 반복합니다.

내 피로는 간 때문이 아니야!

부신의 기능을 높여 피로감을 줄여주는 운동

제 친구 중에 이제 막 결혼한 신혼 주부인 지선이라는 친구가 있습니다. 가끔씩 저에게 전화로 수다 떠는 것을 엄청 좋아합니다. 요즘은 남편이 너무나도 원망스러워 죽겠다며 푸념을 늘어놓느라고 한번 전화를 하면 도무지 끊을 생각을 하지 않습니다. 아니, 한창 재미있고 깨가 쏟아질 시기에 남편이 미워 죽겠다니 왜 그럴까요? 지선이의 이야기는 이렇습니다. 주말에는 같이 영화도 보고 쇼핑도 하고 야외로 드라이브라도 좀 나가고 싶은데, 남편은 완전 산송장이 되어 소파에 딱 달라붙어가지고는 피곤하다 피곤하다 소리를 연발하며 도무지 일어날 생각을 하지 않는다는 것이었습니다. 그런데 남편은 딱히 과도한 업무에 시달리는 것도 아니고 가끔씩 친구들이나 회사 동료들과 술자리를 갖는 것 외에는 별다른 취미생활도 하는 것이 없어서 잠이 부족하다거나 그런 것도 아니라고 했습니다. 그런데 남편은 대체 뭐가 그렇게 피곤할까요?

우리가 흔히 피로라고 하면 모 제약회사의 유명한 광고를 떠올리고
'간 때문인가'라고 생각하지만 피로의 원인에는 여러 가지가 있습니다.

우리가 흔히 피로라고 하면 모 제약회사의 유명한 광고를 떠올리고 '간 때문인가?'라고 생각하지만 피로의 원인에는 여러 가지가 있습니다. 그중 대표적인 것이 수면 부족 그리고 비타민 B와 D의 결핍입니다. 비타민은 많은 양이 필요한 것은 아니지만 우리 몸속에서 각종 효소나 호르몬의 작용에 꼭 필요한 물질입니다. 그중에서도 수용성 비타민인 B군은 혈액을 깨끗하게 하고 정신 건강을 지켜주는 데 도움이 되지요. 그런데 이 고마운 비타민들이 부족해지면 스트레스를 받거나 혈액의 양이 모자라게 되어 혈액이 걸쭉해지는 등의 현상이 생길 수 있고, 우리 몸의 피로도가 더욱 증가하게 됩니다. 또한 비타민 D는 뼈의 건강에도 필요하지만 우리 몸에 에너지를 공급해주고 혈압을 조절하는 데에도 도움을 주는 영양소입니다. 따라서 비타민 D가 부족하게 되면 기운이 없고 피곤함을 느끼게 되는 것은 당연한 일입니다. 특히 비타민 D군은 주로 실내에서 일하는 직업을 가진 요즘 사람들에게는 부족하기 쉬우므로 몸이 특별한 이유 없이 지나치게 피곤하다면 비타민 D 결핍이 아닌지 반드시 체크해볼 필요가 있습니다.

두 번째 피로 원인은 부신 호르몬 이상입니다. 갑상선 호르몬은 이미 많은 분들

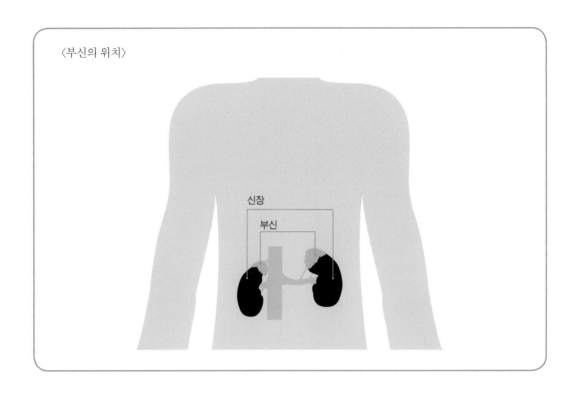

<부신의 위치>

신장

부신

이 들어봐서 친숙하겠지만 부신 호르몬은 왠지 낯설지요? 그러나 부신 호르몬도 우리 몸의 스트레스, 피로와 아주 밀접한 관계가 있는 호르몬입니다. 신체가 위기 상황을 맞았을 때 그 기능을 정상으로 돌려놓을 수 있도록 하는 중요한 역할을 하고 있습니다.

부신은 우리 몸속 양쪽 콩팥 위에 갓처럼 올라가 있는 모양을 하고 있는데, 정확하게 배꼽을 관통한 몸통 뒤쪽 허리 부분의 양쪽에 위치합니다. 이곳에서 분비되는 부신 호르몬의 기능이 저하되면 오전에 활발한 신체 활동을 위해 팍팍 나와 주어야 하는 코티졸의 분비량이 증가하지 않고 오히려 점점 분비량이 감소하면서 우리 몸은 축축 처지고 피로감을 느끼게 되는 것입니다. 특히 아침에 푹 자고 특히 비타민 D군은 주로 실내에서 일하는 직업을 가진 요즘 사람들에게는 부족 현상이 발생하기 쉬우므로 몸이 이유 없이 지나치게 피곤하다면 반드시 체크해볼 필요가 있습니다.

일어났는데도 피로감이 지속되거나 몸이 무겁고 처진다면 이 부신 호르몬의 기능을 의심해볼 필요가 있습니다. 피곤한데도 계속 이렇게 가만히만 있다가는 제 친구의 남편처럼 소파 귀신이 될 수 있습니다.

지금부터 이 지긋지긋한 만성 피로를 이겨내고 싶다면 부신 기능을 강화하고 부신 호르몬 분비에 도움이 되는 운동을 시작해보세요. 부신 강화 운동으로 피로를 회복하는 데 큰 도움을 받을 수 있습니다. 피로야, 가라!

피로 운동	엎드려 공 들어 올리기	
	15회	3세트

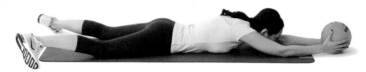

1 바닥에 배를 대고 엎드린 후 다리를 어깨너비보다 조금 넓게
벌려주고 양손은 머리 위로 올려 메디신볼을 잡아줍니다.

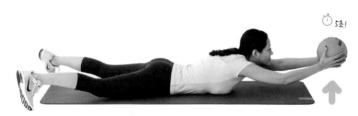

ⓧ 5초!

2 시선은 공을 향해 고정하고 숨을 내쉼과 동시에 상체를 올리
며 공을 높이 들어 올립니다. 이때 팔은 구부러지지 않도록
유지하고 다리는 바닥에 고정시킵니다. 5초간 버팁니다.

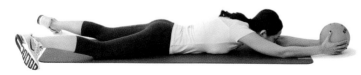

3 다시 처음의 자세로 돌아옵니다.
한 번에 15회씩 3세트 반복합니다.

피로 운동	하늘달리기	
	15회	3세트

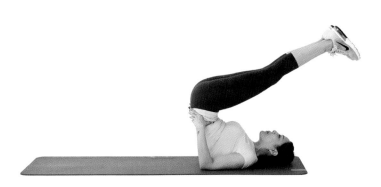

1 천장을 보고 바닥에 누운 상태에서 양손으로 허리를
  받쳐주면서 다리를 쭉 편 상태로 들어 올립니다.
  다리를 가슴 쪽으로 당겨 복부의 긴장감을 유지합니다.

2 그 상태에서 숨을 내쉬면서 한쪽 다리를 천장을 향해 수직
  으로 들어 올린 뒤 3초간 정지합니다. 이때 허리가 너무 안
  쪽으로 구부러지지 않도록 주의합니다.

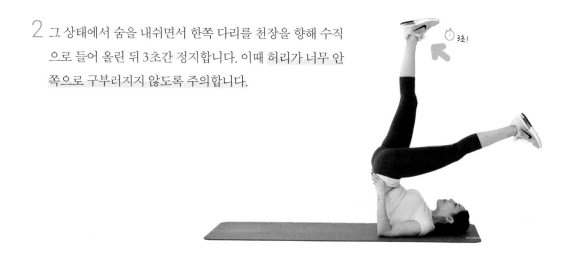

3초!

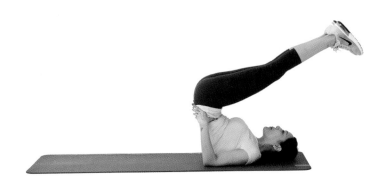

3 다시 처음의 자세로 돌아옵니다.
한 번에 15회씩 양쪽 모두 3세트 반복합니다.

피로 운동	물고기자세
	10회

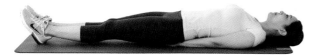

1 천장을 보고 바닥에 누운 상태에서 다리를 가지런히 모아줍니다. 양손을 엉덩이 밑에 넣어 어깨와 팔을 고정시킵니다.

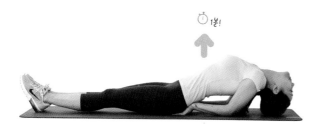

2 숨을 내쉬면서 팔꿈치에 힘을 주어 바닥을 밀어내는 느낌으로 상체를 들어줍니다. 이때 엉덩이와 다리는 바닥에서 떨어지지 않도록 고정하고 고개는 뒤로 젖혀 정수리를 바닥에 직각으로 세워줍니다. 1분간 버팁니다. 10회 반복합니다.

몸속 정수기가 고장인가요

노폐물과 독소를 없애는 림프 순환 운동

여자들의 큰 희망 사항인 길고 늘씬한 다리를 망쳐놓는 큰 두통거리가 하나 있습니다. 바로 부종인데요. 예쁜 미니스커트도, 앞코가 기가 막히게 빠진 하이힐도 모조리 소용없게 만들어버리는 코끼리 다리 표 부종은 정말 원망스러운 일이 아닐 수 없습니다. 통통 부은 다리의 부기를 좀 빼보려고 맥주병으로 밀어보기도 하고 다리를 높이 올려 덜덜덜 털어보기도 하고 안 해본 것이 없지만, 효과는커녕 점점 더 붓는 것 같아서 짜증만 났었던 경험, 여자라면 아마 한 번쯤은 다 있으실 겁니다. 게다가 요즘은 심한 공해와 오염으로 외부 환경이 열악해진 탓인지 각종 호흡기 질환에 피부 염증까지, 어딜 가나 환자들을 만나는 것은 이제 당연한 일이 되었습니다.

저는 가끔 지인들을 만날 때마다 이런 이야기를 정말 많이 듣습니다. "운동을 나름 열심히 하는데도 자꾸만 살이 찌는 것 같아요", "아침저녁으로 시도 때도 없

내가 요즘 건강이 너무 좋아졌다, 잠을 잘 잔다, 몸에 탄력이 붙었다, 기운이 난다,
이런 반가운 이야기들은 별로 들어본 적이 없습니다.
다들 아프고 피곤하고 힘들다는 이야기뿐입니다.

이 온 몸이 퉁퉁 부어요", "아무리 잠을 자도 피곤해 죽겠어요", "날이 갈수록 얼굴
이 칙칙해지는 것 같아요", "피부염이 생겨서 약을 먹는 중이에요." 정말 안타깝
기 그지없습니다.

아무리 많은 사람들을 만나도 내가 요즘 건강이 너무 좋아졌다, 잠을 잘 잔다,
몸에 탄력이 붙었다, 기운이 난다, 이런 반가운 이야기들은 별로 들어본 적이 없
습니다. 다들 아프고 피곤하고 힘들다는 이야기뿐입니다. 아마 지금 이 글을 읽
고 계신 분들 중에서도 '맞아, 이거 딱 내 이야기잖아' 하시는 분들도 많으실 겁
니다.

보통 이런 증상을 겪게 되면 우리는 기력이 떨어져서 그렇구나, 나이가 들면 어
쩔 수 없는 거지, 며칠 무리해서 그런가, 하며 다양한 이유와 원인을 생각해보지
만 이것은 바로 우리 몸속에 안 좋은 노폐물, 즉 쓰레기가 쌓였다는 신호라고 볼
수 있습니다.

쓰레기라고 하니까 왠지 조금 찝찝한 기분이 들죠? 하지만 우리 몸에는 미처
처리되지 못하고 남아 우리 몸을 병들게 하는 노폐물과 바이러스 덩어리, 즉 쓰

레기들이 있습니다. 몸속의 이런 쓰레기들은 반드시 깨끗이 치워주어야 합니다. 도대체 이 쓰레기를 어떻게 해야 잘 치울 수 있을까요? 또 몸속 쓰레기는 왜 쌓이게 되는 것일까요?

우리 몸속에는 수많은 세포가 있습니다. 이 수많은 세포들은 매일 영양분을 섭취하고 난 후 엄청난 양의 노폐물을 만들어냅니다. 우리는 그것을 소변이나 땀 등을 통해 몸 밖으로 배출하게 되는데, 이때 노폐물이 제대로 배출되지 못하고 몸속에 쌓이게 되면 독소가 되어 우리 몸을 공격하게 됩니다. 이것이 바로 만병의 근원이 되는, 우리 몸속 쓰레기입니다.

우리 몸 안의 림프액은 혈액과 함께 혈액처럼 온몸에 흐르면서 우리 몸속의 쓰레기를 치우고 나쁜 바이러스를 잡아먹어 버립니다. 그러니까 림프액은 다이어트와 피부 미용을 도와주고 각종 염증까지 예방해주는 역할을 하는 것이지요. 그러니 이런 림프액이 우리 몸 안에서 잘 흐르지 못하고 제 기능을 못하게 되면 우리 몸속에는 곳곳에 쓰레기들이 쌓이게 되고, 그 쓰레기들이 뿜어내는 독소들로 우리 몸은 병들고 오염되어가겠지요? 그렇게 되면 몸이 잘 붓고 염증이 생길 뿐

노폐물이 제대로 배출되지 못하고 몸속에 쌓이게 되면 독소가 되어
우리 몸을 공격하게 됩니다. 이것이 바로 만병의 근원이 되는,
우리 몸속 쓰레기입니다.

아니라 살도 잘 찌고 갑자기 피로감이 몰려오는 등 결국에는 정신 건강까지도 안 좋아질 수 있습니다. 그렇다면 이렇게 중요한 역할을 하는 우리 몸속 청소부인 림프액을 잘 순환시키려면 과연 어떻게 해야 할까요?

먼저 우리 몸속에는 이 림프액들을 집중적으로 걸러주는 정수기 역할을 하는 림프절이라는 것이 있습니다. 우리 몸 안에는 림프액이 흐르는 림프관이 혈관을 따라 몸 전체에 그물처럼 퍼져 있습니다. 중간 중간에 림프관들이 합쳐지는 작은 콩 모양의 덩어리 같은 것이 있는데, 그것이 바로 림프절입니다. 이 림프절은 온몸에 분포해 있습니다. 특히 귀밑, 목, 겨드랑이, 복부, 사타구니, 무릎 뒤에 특히 많이 모여 있습니다. 림프절은 림프액을 걸러주는 역할을 담당합니다. 예를 들어 우리가 감기나 편도선염 등에 걸렸을 때 목 부위가 부어오르는 것은 림프액과 바이러스가 림프절에서 싸우느라 림프절이 커지기 때문이라고 이해하시면 좋겠습니다.

또한 평소 온몸 군데군데가 잘 붓는 부종 같은 경우에는 일시적인 것은 배출이 되지만, 림프 순환 장애로 인해 지속되는 부종은 노폐물 배출이 어려워지면서 쌓

인 노폐물과 수분, 지방이 뭉쳐서 결국에는 셀룰라이트가 형성될 수도 있습니다. 셀룰라이트는 귤껍질처럼 울퉁불퉁한 모양의 피하지방입니다. 팔뚝이나 허벅지, 복부 등에 생기기 쉽고, 살을 비틀어보면 쉽게 확인할 수 있는 나쁜 지방덩어리라고 생각하시면 됩니다. 게다가 림프 순환 장애로 몸속 각종 쓰레기와 지방 덩어리가 과도하게 쌓이게 되면 세균의 번식 및 암세포의 증식을 촉진시키고 결국에는 만성질환이나 각종 염증 그리고 치매에 걸릴 위험까지도 높아질 수 있다는 연구 결과들도 최근 많이 발표되고 있습니다.

그렇다면 이렇게 중요한 림프 순환! 우리 몸속에서 각종 노폐물을 걸러내는 정수기 역할을 훌륭하게 해내고 있는 림프절을 어떻게 건강하게 자극시켜주어야 림프 순환이 원활해지고 우리 몸속 쓰레기를 잘 처리할 수 있을까요? 바로 림프 순환 운동입니다. 림프 순환 운동을 통해서 림프 순환을 원활하게 하고, 우리 몸속의 쓰레기도 깨끗하게 처리할 수 있습니다. 그렇다면 이런 몸속 쓰레기의 처리를 도와주는 림프 순환 운동법! 어떤 것인지 궁금하시죠? 답은 바로 여기에 있습니다.

림프 순환 운동을 통해서 림프 순환을 원활하게 하고,
우리 몸속의 쓰레기도 깨끗하게 처리할 수 있습니다. 그렇다면…

림프를 건강하게 해주는 운동은 근육을 강하게 수축시키는 것보다는 지긋이 자극하고 부드럽게 이완시켜주는 것이 좋습니다. 혈액의 순환 속도는 1분 동안 온몸을 다 돌 수 있을 정도로 빠르지만 림프액은 1초에 겨우 1cm를 이동할 정도로 느리기 때문입니다. 근육이 수축되어 있는 상태에서는 림프관이 쉽게 압박되어 림프의 흐름이 방해받을 수 있습니다.

그러면 이제부터 림프 순환을 원활하게 만들어주는 운동을 통해 피로와 부종 및 염증을 예방하고 다이어트까지 도와줄 수 있는 건강한 운동법을 한번 배워볼까요?

림프 운동	겨드랑이 볼 운동	
	30회	3세트

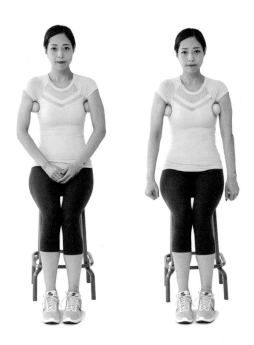

1 의자에 허리를 반듯이 펴고 앉은 상태에서 양쪽 겨드랑이에
  마사지볼을 끼워줍니다. 양팔을 쭉 편 상태로 차렷 자세를
  하고 마사지볼을 겨드랑이에 힘주어 고정시킵니다.

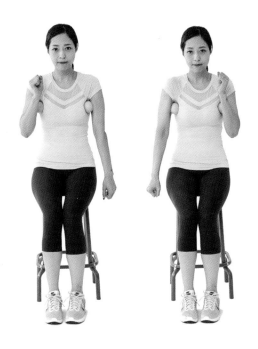

2 숨을 내쉬면서 한쪽 팔을 가슴 쪽으로 접었다가 펴줍니다.
이어서 반대쪽 팔도 교대로 접었다가 펴줍니다. 이때 가슴은
펴고 겨드랑이에 고정시킨 볼이 떨어지지 않도록 주의합니다.

3 한 번에 30회씩 3세트 반복합니다.

림프 운동	사타구니 볼 운동	
	15회	3세트

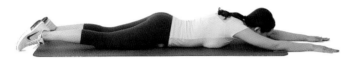

1 마사지볼 두 개를 양쪽 사타구니에 대고 바닥에 엎드립니다.
다리는 어깨너비로 유지하고 양팔은 머리 위로 올려 만세 자세를 합니다.

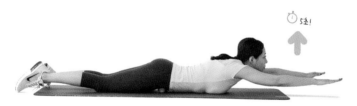

2 숨을 내쉬면서 양팔과 상체를 천장을 향해 들어 올립니다.
5초간 버팁니다.

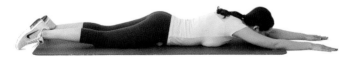

3 다시 처음의 자세로 돌아옵니다.
한 번에 15회씩 3세트 반복합니다.

림프 운동	오금 볼 운동	
	20회	3세트

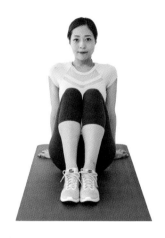

1 바닥에 엉덩이를 대고 앉은 다음 양 무릎을 세워 가슴 쪽으로 당겨줍니다. 무릎 사이에 마사지볼을 하나씩 끼운 후 양손을 엉덩이 뒤에 짚고 허리와 가슴을 꼿꼿하게 펴줍니다.

2 시선은 정면을 향하게 하고 숨을 내쉬면서 양 무릎을 바깥쪽으로 벌렸다가 다시 모아줍니다.

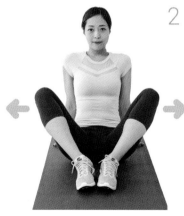

3 한 번에 20회씩 3세트 반복합니다.

사계절 손발이 너무 차요

손발을 따뜻하게 데워주는 수족냉증 운동

대학 시절 멋진 스키 강사의 꿈을 품고 스키장에서 밤낮으로 스키를 배우던 때가 있었습니다 그때는 젊은 패기에 칼바람을 맞으며 아무리 춥고 힘들어도 스키를 한번 멋지게 타보겠다는 생각 하나만으로 모든 걸 꿋꿋하게 잘 견뎌냈습니다.

그런데 스키장에서 같이 생활하던 동료 중 유난히 손과 발이 차가워 고생하던 친구 한 명이 있었습니다. 그 친구는 스키 부츠를 신기 전에 양말만 무려 10켤레를 겹쳐 신고도 모자라 부츠 속에 작은 핫팩까지 넣어가며 철통 보온을 해야만 겨우 스키를 타러 나갈 수 있었습니다. 게다가 손에는 얇은 면장갑을 끼고 바람이 통하면 안 된다며 면장갑을 낀 손 위에 다시 조리용 비닐장갑을 낍니다. 그런 다음 손목을 노란 고무줄로 꽁꽁 묶어서 고정하고는 그 위에 또 털장갑을 끼고, 마무리로 튼튼하고 두꺼운 스키용 장갑을 다시 끼어야만 안심합니다. 아니, 꼭 우리 주변에 유난히 손과 발이 차가운 분들이 있습니다.
여름에도 겨울에도 한결같이 얼음장같이 차가운 손과 발…

저렇게까지 해야 되나 생각했지만 평소에도 얼음장 같던 그 친구의 손을 생각하면 이해가 되기도 했습니다. 지금도 수족냉증 하면 그 친구가 떠오릅니다.

이렇게 우리 주변에 유난히 손과 발이 차가운 분들이 있습니다. 여름에도 겨울에도 한결같이 얼음장같이 차가운 손과 발! 이런 증상을 바로 수족냉증이라고 하는데, 손과 발이 저리고 시려워서 일상생활에서 자주 불편함을 겪으시는 분들이 많습니다. 특히 겨울철에는 그 고충이 더 심해져서 장갑과 털 부츠 그리고 뜨끈 뜨끈한 핫팩까지 온갖 보온 용품들에 돈을 아낌없이 투자해보지만 별 소용이 없습니다. 그런 분들은 평생을 그저 덜덜 떨며 살아갈 수밖에 없는 것일까요? 안타깝기만 합니다.

그러면 여기서 잠깐! 체온이 낮아지는 이유와 체온이 낮아지면 생길 수 있는 안 좋은 증상들에는 어떤 것들이 있는지 한번 알아볼까요? 체온이 낮으면 혈액순환 자체가 잘 안 되기 때문에 손과 발 등의 신체 말단 부위에 혈액이 잘 공급되지 않아 말초 혈관 질환이 발생할 수 있습니다. 손과 발이 마치 얼어붙듯이 차가워지는 수족냉증 또는 코끝이 유난히 차갑고 시리거나 두피가 저리는 듯한 느낌이 바로 그런 증상이지요. 이런 증상들은 심혈관 질환으로 말초 혈관이 건강하지 못하거나 주로 앉아서 생활하며 스트레스에 많이 시달리는 사람들에게 특히 자주 나타날 수 있습니다. 또 지나치게 말라서 활동량에 비해 영양 공급이 잘 이루어지지 않고 근육량이 적은 사람들도 예외는 아닙니다. 그렇다보니 체온이 낮고 혈액순환이 잘 안 되는 이런 냉증이 지속되다보면 몸속에서 암세포가 좋아하는 환경이 조성되어 암에 걸릴 확률이 높아질 수 있고 염증 반응도 나타나기 쉬워집니다.

이렇듯 체온이 건강과 직접적인 연관이 있는 중요한 이유는 무엇일까요? 체온은 단 1도만 낮아져도 그 작은 온도 차이로 우리 몸을 지켜주는 면역세포들이 힘을 잃고 각종 바이러스와 암세포가 증식하기 쉬운 환경이 만들어지기 때문입니다. 또한 체온이 낮아지게 되면 기초대사 기능이 떨어지고 교감 신경계가 지나치게 활성화되어 과민 증상이 나타나기도 쉽습니다.

그것뿐만이 아니죠. 몸이 차가우면 스트레스 호르몬인 코티졸의 분비량이 늘어나서 우리 몸은 항상 긴장 상태를 유지하게 되고, 그로 인해 백혈구의 기능이

냉증이 지속되다보면 몸속에서 암세포가 좋아하는 환경이 조성되어 암에 걸릴 확률이 높아질 수 있고 염증 반응도 나타나기 쉬워집니다.

떨어지면서 면역력이 크게 저하됩니다. 그리고 혈액순환과 대사 기능이 저하되면서 소화력과 기억력은 물론 반사감각까지 떨어지게 됩니다. 추운 것도 서러운데 이거 정말 위험하고 슬픈 현실이 아닐 수 없습니다. 체온! 알고보니 정말 중요하지요?

그렇다면 체온이 상대적으로 낮은 사람들의 신체 특징은 무엇일까요? 체온이 낮은 사람들은 대개 비장이 약해서 내장의 온도가 낮고, 그로 인해 장 속의 중요한 효소들이 잘 활동하지 못하기 때문에 건강을 쉽게 잃을 수 있다는 것입니다. 내장의 온도가 낮으면 우리 몸은 내장의 온도를 올리기 위해서 심장으로부터 가장 먼 손과 발의 혈류량을 가장 먼저 줄이고 따뜻한 혈액을 내장으로 집중적으로 보내줍니다. 그러므로 복부가 차가우면 수족냉증이 더 쉽게 생길 수 있습니다.

그렇다면 체온을 올리고 그 체온을 잘 유지하려면 어떻게 해야 할까요? 체온이 낮은 분들은 반드시 기억하세요! 복부를 항상 따뜻하게 하고 복부의 순환 기능을 돕는 운동을 자주 하셔야 합니다. 동시에 체온 조절에 중요한 역할을 하는 근육량을 절대적으로 늘려주는 것이 좋습니다. 근육은 우리 몸속에서 스스로 열을 내고 기초대사량을 증가시키는 데 큰 역할을 해서 우리 몸의 천연 핫팩이 되어주기 때문입니다.

그렇다면 어떤 운동이 손발과 더불어 내 몸을 따뜻하게 데워줄 수 있을까요? 지금부터 같이 해보시죠.

수족냉증 운동	발끝치기
	30회·

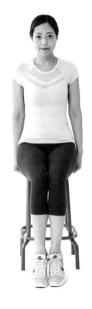

1 의자에 앉아 허리와 가슴을 곧게 펴고
시선은 정면을 바라봅니다.

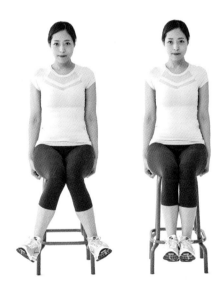

2 무릎을 직각으로 구부린 다음 살짝 들어 올려 발바닥이 땅에 닿지 않도록
한 상태에서 발끝을 몸통 쪽으로 당겨줍니다. 양 무릎은 벌어지지 않도록
붙이고 양발만 좌우로 벌렸다가 모으면서 서로 부딪혀줍니다.

3 한 번에 30회씩 자주 반복합니다.

수족냉증 운동	만세 복근 운동	
	20회	3세트

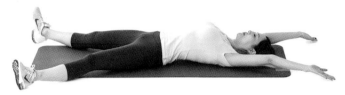

1 천장을 보고 바닥에 누운 다음 양손은 만세 자세를 하고
다리를 어깨너비 정도로 벌려줍니다.

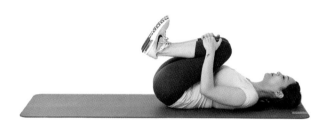

2 숨을 내쉬면서 무릎을 가슴 쪽으로 끌어당겨
양손으로 가볍게 잡아줍니다.

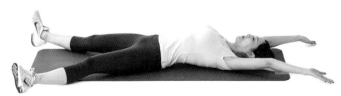

3 다시 처음의 자세로 돌아옵니다.
한 번에 20회씩 3세트 반복합니다.

수족냉증 운동	엎드려 쿠션차기
	30회

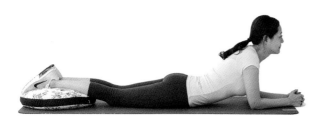

1 바닥에 배를 대고 정강이 밑에 쿠션을 깔고
엎드린 후 팔꿈치를 세워 상체를 일으켜줍니다.

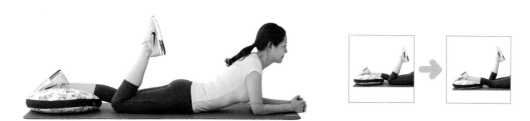

2 시선은 정면을 향하게 하고 턱은 가볍게 끌어당깁니다.
가슴과 배를 내미는 느낌을 유지하면서 양다리를 접었다
펴면서 쿠션을 힘차게 차줍니다.

3 한 번에 30회씩 자주 반복합니다.

전문가와 함께하는 질환별 맞춤 운동

바디스마일에서 실시하는 운동 가운데 중요한 몇 가지를 소개합니다.

• 보행분석과 보행 재활운동

우리가 걸을 때 보행 시에 사용되는 주요한 근육들이 있습니다. 예를 들어 좌우 골반 근육과 허벅지의 앞쪽과 뒤쪽에 위치한 근육 그리고 종아리 근육 등이 그것입니다. 그런데 이런 보행 시에 사용되는 근육군이 점점 약해지고 몸의 전후좌우 균형이 어긋나게 되면 발바닥이나 발목 또는 골반과 허리에 심각한 통증이 나타날 수 있습니다. 보행 근력 검사와 보행 재활 운동은 이렇게 보행 시에 사용되는 근육들을 환자가 제대로 사용하고 있는지를 검사 및 평가하고 문제가 되는 부분을 강화시켜 관절과 근육의 올바른 밸런스를 만들어줌으로써 보행 시에 지면으로부터 발생하는 충격을 인체가 바르게 흡수하고 관절을 보호할 수 있도록 도와주는 전문 재활 운동입니다.

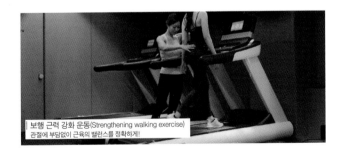

| 보행 근력 강화 운동(Strengthening walking exercise)
관절에 부담없이 근육의 밸런스를 정확하게!

• 소도구 재활 운동

　소도구 재활 운동은 목이나 허리의 디스크 또는 척추관 협착증, 무릎 관절염이나 어깨의 오십견 같은 질환으로 인한 통증 때문에 평소 움직임에 불편함이 있고 일상생활에 지장이 있는 분들에게 필요한 자세유지근(속근육)을 강화시켜주는 운동법입니다. 이런 재활 운동은 다양한 소도구를 활용하여 엎드리거나 누워서 하기 때문에 근육운동 시에 관절이나 근육에 발생할 수 있는 체중에 대한 부담이 없다는 장점이 있습니다. 또한 환자가 운동 시에 통증에 대한 불편함 없이 개인에게 필요한 근육량을 올바르게 증가시킬 수 있도록 하기 때문에 관절의 가동 범위가 효과적으로 늘어나고 근골격계 질환으로 인한 통증을 개선하는 데에도 많은 도움이 됩니다.

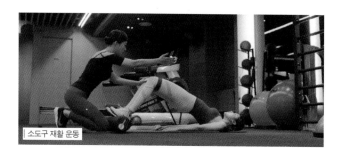
| 소도구 재활 운동

• 슬링 운동

 흔들리는 줄로 만들어진 슬링이라는 전문 장비를 사용하여 평소 움직임이 어려운 환자들이 스스로 능동적인 움직임을 만들어낼 수 있도록 함으로써 좁아진 관절의 가동 범위를 넓혀주고 약해진 고관절과 코어 근육 등 환자에게 필요한 중심 근육을 보다 빠르게 강화시켜주는 운동법입니다. 제한된 움직임으로 인해 약화된 근육을 슬링을 이용해 지속적으로 사용하게 함으로써 근육에 혈류량을 증가시키고 근육의 크기를 발달시키며 손상된 부위를 효과적으로 회복할 수 있도록 하는 운동입니다.

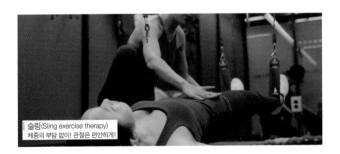
슬링(Sling exercise therapy)
체중의 부담 없이! 관절은 편안하게!

• 슈로스 운동

독일에서 개발된, 척추측만증을 교정하는 데 특화된 운동법입니다. 마치 사다리처럼 생긴 전문 장비인 슈로스렉을 이용하여 선천적·후천적 요인으로 틀어진 척추를 바로잡고 원활한 흉곽의 확장 이완을 유도해 폐와 호흡근의 기능까지 끌어올릴 수 있는 과학적인 체형교정 운동입니다.

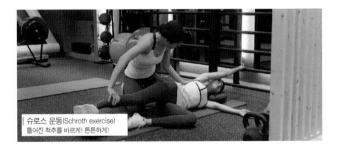

| 슈로스 운동(Schroth exercise)
틀어진 척추를 바르게! 튼튼하게!

3

운동,
그것이
궁금하다

Q&A

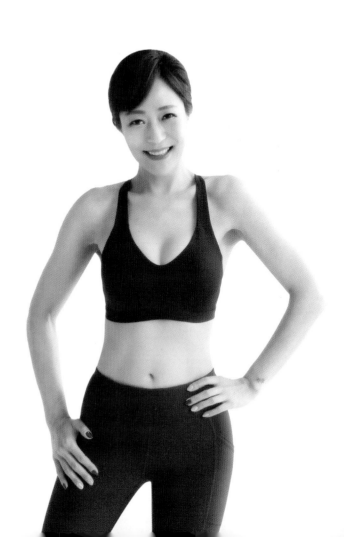

Q1. 한 달만 저녁을 굶으면 살이 좀 빠질까요?

밥을 안 먹으면 분명히 살이 빨리 빠집니다. 하지만 그건 우리 몸속 체지방이 빠지는 게 아니라 체수분(體水分)이 줄어드는 일시적인 현상일 뿐입니다. 굶어서 살을 빼는 다이어트는 결국에는 요요 현상으로 이어져 오히려 살을 더 찌게 만드는 매우 비극적인 결말을 가져오게 됩니다.

우리 몸에는 위험에 대비하는 시스템이 너무나 잘 만들어져 있어서 만약에 밥이 제시간에 들어오지 않으면 바로 비상 사태로 인지하고 연료의 긴축 재정에 들어갑니다. 그러다가 다시 음식물이 들어오면 지난번처럼 또 비상 사태가 발생할 것에 대비해서 필요하지 않은 영양분까지도 모두 흡수해 저장해버리게 된답니다. 그렇게 되면 굶기 전보다 오히려 더 살이 찌는 경우가 많습니다. 이래도 굶어서 살을 빼시겠습니까?

Q2. 근육운동을 할 때 호흡은 어떻게 해야 하나요?

보통 근육운동을 할 때 호흡을 어떻게 하는지에 대해서 헷갈리시는 분들이 많습니다. 하지만 이제부터는 그럴 필요 없습니다. 그냥 간단하게 생각해보세요. 근육운동을 할 때에는 근육이 수축하여 힘을 쓸 때 숨을 내쉬어주면 됩니다. 근육이 힘을 쓸 때에는 당연히 힘이 드니까 그냥 한숨이 절로 나오겠지요? 그러면 그냥 한숨 쉬듯이 '후' 하고 숨을 내쉬어주면 된다고 생각해보세요. 아마 기억하기가 쉬우실 겁니다.

근육운동에서 근육이 수축할 때 숨을 내쉬어주는 이유는 바로 흉강 속의 압력을 감소시켜서 혈압의 급격한 상승이나 뇌빈혈 등의 위험을 감소시킬 수 있기 때문입니다. 이제부터 근육운동을 하면서 힘들 때는 그냥 한숨을 팍팍 쉬어보세요.

Q3. 윗몸 일으키기를 하면 허리가 튼튼해지나요?

    음식에도 옷에도 음악에도 유행이 있듯이 운동에도 유행이 있습니다. 과거 허리 운동의 대명사였던 윗몸 일으키기는 이제 촌스러운 운동이 되었습니다. 아직도 '허리에 좋은 운동' 하면 윗몸 일으키기를 생각하시는 분들이 많은데, 요즘은 많은 운동 전문가들에 의해서 이 운동이 허리에 악영향을 미치는 운동이었다는 슬픈 사실이 밝혀지게 되었지요.

    사실 윗몸 일으키기는 척추의 전반적인 모양을 무너뜨립니다. 특히 경추와 요추의 C자 커브를 깨뜨리기 때문에 척추에는 그렇게 좋은 운동법이 아닙니다. 좀 더 쉽게 이야기하자면 우리 목과 허리에는 그 모양을 유지하기 위한 올바른 커브가 있는데, 윗몸 일으키기는 머리 뒤에 깍지를 끼우고 상체를 일으킴으로써 목을 앞으로 꺾이게 합니다. 그러므로 일차적으로는 목의 커브에 부담을 가중시키고, 상체를 일으키는 순간과 상체를 일으킨 다음에는 허리를 앞으로 숙이게 함으로써 허리의 올바른 커브를 무너뜨리기 때문에 이차적으로는 허리의 커브에 부담을 가중시키는 운동이라고 할 수 있습니다. 그동안 윗몸 일으키기 열심히 하셨던 분들, 이제는 유행이 지나버린 구닥다리 운동과 과감하게 이별할 시간이 온 것 같습니다.

Q4. 살찐 것도 억울한데 비만인 사람들은 왜 땀을 많이 흘릴까요?

얼마 전 저희 바디스마일에서 한 고등학생 회원이 멋쩍게 저한테 다가오더니 "원장님, 저 질문이 있는데요. 저는 살찐 것도 억울한데 땀이 왜 이렇게 많이 나는지 모르겠어요. 겨울에도 저 혼자만 티셔츠가 다 젖어서 친구들이 엄청 놀려요." 그러면서 세상 다 산 듯한 표정으로 저를 쳐다보는 것이 아니겠어요?

저는 정말 마음이 찡했습니다. 참 이상하죠? 비만인 사람들은 왜 땀을 많이 흘릴까요? 우리는 보통 비만인 사람들은 몸속 지방이 많으니 당연히 가지고 있는 체수분도 많아서 그럴 것이라 생각합니다. 하지만 지방 조직에는 수분이 별로 포함되어 있지 않습니다. 그렇다보니 지방 조직이 많은 비만한 사람들의 체성분을 살펴보면 오히려 수분량이 부족한 경우가 많지요. 지방 조직에서 수분이 차지하는 비율은 보통 25% 정도밖에 안되고 근육 조직에서 수분이 차지하는 비율은 70% 정도이기 때문입니다. 그럼에도 불구하고 비만인 사람들이 땀을 많이 흘리는 이유는 바로 열량을 소비해주는 근육량에 비해서 몸 안의 체지방이 많아 체열의 발산이 어려워 체온이 쉽게 올라가기 때문입니다.

무더운 여름 땀을 그만 흘리고 싶다면 먼저 체중부터 줄여야 하겠습니다.

Q5. 수영은 왜 그렇게 열심히 해도 도무지 살이 안 빠질까요?

수영은 칼로리 소비가 높고 물의 부력을 이용할 수 있다는 점에서 관절에 부담이 없는 좋은 운동임이 분명합니다. 그런데 참 이상한 점은 수영을 아무리 열심히 해도 살 빼는 데 성공했다는 사람은 찾아보기가 힘들다는 것입니다. 왜 그럴까요?

아마 여러분들 중에서는 수영장 돌고래 어머니반의 팀 회식 사건을 목격하신 분이 꽤 많으실 겁니다. 운동을 하고 나면 허기가 지는 것은 당연지사겠지요. 그런데 유난히도 수영은 다른 운동에 비해 하고 나면 더 배가 고프니 수영장에서 나오자마자 허기진 배를 채우기 바쁩니다. 그러니 살을 빼기가 어렵습니다. 수영을 아무리 해도 살이 안 빠지는 이유는 바로 여기에 있습니다. 운동 후에 운동하면서 소비한 칼로리보다 더 많은 음식을 섭취해 열량을 보충해버리기 때문인데, 그걸 참기가 쉽지 않은 이유를 지금부터 알려드릴게요.

우리 몸에는 적정 체온이 있습니다. 그런데 수영장에 들어가서 수영을 하다보면 수영을 아주 잘하는 사람을 제외하고는 몸을 쉴새 없이 움직여 풀을 계속 왔다 갔다 하기가 어렵습니다. 그렇다보니 수온이 낮은 물 속에서 적정 체온을 유지하기가 힘듭니다. 체온 감소로 인해 우리 몸에서는 떨어진 열량을 보충하기 위한 기전으로 뇌의 식욕 중추가 작동하기 시작합니다. 그러면 배고픔을 느끼게 되어 수영장을 나오는 순간 바로 먹을거리부터 찾게 되는 것이지요.

수영 초보자라면 수영은 건강을 위해서 하고, 살을 빼는 건 다른 방법을 찾아보는 게 좋겠습니다.

Q6. 살을 빼려면 근육운동이랑 유산소운동 중에 어떤 운동을 먼저 하는 게 더 효과적인가요?

우리 몸은 움직이기 시작하면 처음에는 탄수화물을 에너지원(연료)으로 사용합니다. 그러다가 약 20분쯤 지나서 탄수화물이 고갈되면 몸에 축적해놓은 지방을 연료로 사용함으로써 몸을 계속 움직이게 됩니다. 이것이 바로 지방(살)이 빠지는 원리입니다.

그래서 살을 빼고 싶으신 분들은 한 번 운동을 할 때 적어도 30분 이상은 지속적으로 하는 것이 체지방을 태우는 데에 도움이 된다고 할 수 있습니다.

따라서 다이어트 운동 플랜을 짤 때에는 충분한 준비운동을 한 후 우리 몸이 탄수화물을 에너지원으로 사용하는 처음 30분 정도는 근육운동을 해서 몸속에서 칼로리의 소비를 돕는 근육을 만드는 것이 좋습니다. 마무리로는 혈액순환을 원활하게 하는 활기찬 유산소운동을 함으로써 근육운동 시에 쌓인 근 피로 물질인 젖산의 혈중 분해를 돕고 칼로리를 팍팍 소비해주는 것이 지방을 태우는 데에는 훨씬 더 유익하다는 사실을 기억하셨으면 좋겠습니다.

Q7. 운동 중간에는 물을 마시지 않는 게 좋다던데 정말인가요?

그렇지 않습니다. 운동 중에는 우리 몸에서 수분이 가장 많이 빠져나가게 됩니다. 특히 날씨가 더울 때는 더더욱 그렇습니다. 이럴 때 수분을 적절하게 섭취하면 에너지가 방전되는 것을 막아주어 쉽게 지치는 것을 예방할 수 있습니다. 특히 운동 중에 갈증을 느끼므로 한꺼번에 물을 많이 마시는 경우가 있는데, 그렇게 되면 위장에 부담을 주어 운동 능력을 오히려 떨어뜨릴 수 있습니다. 그렇기 때문에 운동 중에는 150~200ml 정도의 물을 15~20분 간격으로 자주 나누어 마시는 것이 좋습니다.

물론 운동을 마친 후에는 충분한 양을 편안하게 드셔도 괜찮습니다. 안심하고 드십시오.

Q8. 근력운동을 하는데 갑자기 어지럽고 속이 메스껍고 쓰러질 것 같았어요. 왜 그런 건가요?

근육이 일을 하기 시작하면 심장은 바빠집니다. 일하느라고 힘들고 지친 근육에 필요한 영양분과 산소를 빨리빨리 공급해줘야 하기 때문이지요. 심장은 평소보다 더 많은 혈액을 근육으로 보내서 근육에 산소와 영양분을 전달해줍니다. 혈액을 통해서 산소와 영양분을 받아먹은 근육은 일을 더 열심히 할 수 있게 되는데, 이 과정에서 가끔 문제가 발생하기도 합니다.

우리 몸 곳곳에 골고루 분포되어 잘 퍼져 있어야 할 혈액이 운동 시에 근육 쪽으로 너무 집중적으로 몰리게 되면 문제가 생깁니다. 특히 뇌 쪽에 있던 혈액이 부족해지게 되면 우리는 순간적으로 어지러움, 메스꺼움 등의 부작용을 경험할 수 있는데, 이것이 바로 뇌의 산소부채 때문입니다. 보통 운동이 익숙하지 않은 운동 초보자들에게 많이 나타나는데, 이럴 때는 바닥에 잠시 누워 다리를 심장보다 높게 들어 올리고 심호흡을 크게 하면서 잠시 휴식을 취하면 혈액이 순환되면서 다시 뇌로 산소를 공급하게 되어 증상이 완화될 수 있으니 너무 걱정하지 않으셔도 괜찮습니다.

Q9. 식전 운동과 식후 운동 어떤 게 더 좋아요?

사실 생리적인 관점으로만 보면 공복 시의 운동이 더 많은 체지방을 에너지원으로 동원하기 때문에 살을 빼는 데에는 조금 더 유리하다고 할 수 있습니다.

우리 몸은 공복 상태에서는 근육이나 간에 저장되어 있는 글리코겐이 감소되어 있고 혈당도 떨어져 있기 때문에 이때 운동을 하게 되면 우리 몸은 연료의 비상 사태를 인지하고 더 이상 혈당이 떨어지는 것을 막기 위해서 코티졸이나 아드레날린 같은 스트레스 호르몬의 분비량을 확 늘리게 됩니다. 그러면 결과적으로 이 호르몬들은 체내 지방 조직으로 이동해 중성지방이 더 빨리 분해되도록 엄청나게 일을 합니다. 이 발빠른 호르몬들의 맹활약으로 더 많은 지방산들이 운동하는 근육에 연료로 공급이 되면 우리 몸은 다행히도 운동을 지속하더라도 혈당이 떨어지는 것을 막으면서 안전하고 효과적으로 체지방을 태울 수 있습니다.

하지만 사람은 생리적인 작용에만 영향을 받는다고 할 수는 없다는 것이 필자의 생각입니다. 혈당이 감소되거나 근 글리코겐이 떨어진 공복 상태에서의 운동은 그만큼 피로감을 유발시키고 능률의 저하를 가져옵니다. 그러므로 운동을 지속적으로 하기가 힘들고, 그로 인해 달성 가능한 총 운동량과 에너지 소비량은 오히려 줄어들 수도 있습니다. 따라서 식전 운동과 식후 운동 가운데 어떤 것이 체중 감량에 더 좋을지는 딱 잘라서 말하기 어렵습니다. 개인의 경험과 상황에 따라서 식전과 식후 또 가장 편안한 시간을 찾아서 즐겁게 운동하는 것이 가장 중요하다고 할 수 있겠습니다.

Q10. 요즘 유행하는 전기자극운동을 하면

정말로 살이 빠지나요?

예전부터 많이 듣는 질문이 있습니다. 헬스장이나 목욕탕에 있는 벨트마사지기(일명 덜덜이)를 열심히 하면 뱃살이 빠지냐, 유럽에서 새로 출시된 기가 막힌 지방제거 크림이 있다는데 그걸 바르면 살이 빠지냐, 요즘 유행하는 전기자극운동(EMS)이 그렇게 살이 잘 빠진다던데 진짜냐 등의 질문입니다.

하지만 그 어떤 연구에서도 지방세포가 단순한 물리적 자극에 의해서 분해되거나 활성화된다는 보고는 없었습니다. 왜 그럴까요? 우리가 운동을 할 때, 예를 들어 달리기를 한다고 하면 적어도 60개가 넘는 우리 몸의 크고 작은 근육들을 동원하여 반복적으로 수축 이완시키게 됩니다. 그러나 마사지를 받거나 전기자극을 줄 때 움직이게 되는 근육은 정말 많아봐야 2~3개 정도입니다. 움직이는 근육의 개수가 적을수록 당연히 소비하는 에너지 또한 현저히 줄어듭니다. 근육을 단련시키는 효과 또한 그리 크지 않습니다. 아무리 우리 몸을 전기로 자극하고 효과 좋은 지방제거 크림을 발라도 근육이 스스로 움직이지 않는다면 그 어떤 에너지의 소비도 없을뿐더러 대사작용도 일어나지 않습니다. 그렇다면 당연히 에너지의 소비 없는 지방의 연소 또한 없겠지요.

다이어트를 둘러싼 허위 광고에 현혹되지 마시고 이 간단한 원리이자 진리를 절대 잊지 마시기 바랍니다.

Q11. 운동을 과하게 했더니
커피색 소변을 보았습니다. 왜 그런가요?

'과유불급'이라는 말이 있습니다. 지나침은 모자라는 것과 같다는 이야기인데, 운동도 그렇습니다. 특히 운동을 안 하던 사람들은 처음에 워낙 큰 목표와 열정을 가지고 운동을 시작하다보니 욕심이 과한 나머지 자신의 체력보다 훨씬 더 많은 양의 에너지를 한꺼번에 써버리는 경우가 많습니다. 근육이 일하는 양에 비해서 에너지와 산소 공급량이 부족해질 정도로 과하게 사용하게 되면 근육세포막이 손상되게 됩니다. 그러면 근육세포 안에 있어야 할 마이오글로빈, 칼슘, 칼륨 등이 혈액 속으로 빠져나오게 되지요.

문제는 이때부터입니다. 얘네들이 근육세포 안에만 얌전히 있으면 근육을 튼튼하게 하고 근 대사를 돕는 등 제 기능을 잘하고 안전할 텐데, 근육세포가 손상되어 혈액 속으로 흘러나오게 되면 혈액을 따라 신장으로 흘러 들어갑니다. 그렇게 되면 신장의 세뇨관을 망치고 급성 신부전증을 일으키거나 아예 신장을 망가뜨릴 수도 있으므로 절대 주의해야 합니다. 과부하가 걸린 신장은 마이오글로빈과 칼륨 등이 섞인 커피색의 소변을 배출하게 되고, 우리 몸은 근육이 녹는 병인 일명 '횡문근 융해증'에 노출될 수 있기 때문입니다.

운동 한번 열심히 해보려다가 이게 무슨 날벼락입니까? 뭐든지 적당히 하는 게 제일입니다.

Q12. 매운 음식을 먹으면 다이어트에 도움이 된다던데 정말인가요?

사실 우리나라 사람들의 식탁에서 매운 음식을 빼버리면 먹을 것이 뭐가 남을까요? 그만큼 매운 음식은 우리의 음식 문화이자 즐길 거리라고 해도 과언이 아닐 겁니다.

최근에 매운 음식에 들어있는 성분인 캡사이신이 다이어트를 돕는다고 하여 많은 사람들이 밤마다 불닭에 불족발을 집어삼키면서도 '매운 음식이니까 요건 괜찮겠지' 하고 잠시나마 스스로를 위로하고는 했었지요.

그런데 정말 캡사이신이 다이어트를 도와주는 고마운 성분일까요? 사실 캡사이신은 교감신경을 자극하기 때문에 오히려 식욕을 더 자극합니다. 게다가 캡사이신을 섭취하고 난 후 운동을 하게 되면 운동 시의 호흡교환률이 평소보다 더 높게 올라가면서 지방보다는 오히려 탄수화물의 연소율이 더 높아진다는 연구 결과들도 있습니다. 체지방을 팍팍 태워버리고 싶으신 분들은 지금부터 매운 음식은 적당히 드시기를 권장합니다.

Q13. 운동을 할 때에는 물보다 이온 음료를 마시는 게 더 좋은가요?

이런 이야기를 하면 이온 음료 회사 사장님들이 저를 미워할지도 모르겠습니다. 이온 음료가 땀으로 빠져나간 수분과 전해질을 보충해주는 데 도움이 되는 음료인 것은 맞습니다. 그래서 많은 분들이 운동을 할 때마다 이온 음료를 열심히 찾으시는데, 사실은 그럴 필요가 없습니다. 왜냐구요? 이온 음료는 매일 일정 시간 이상 격렬한 운동을 하는 운동선수나 고강도의 육체노동을 하는 분들의 경우가 아니라면 굳이 마시지 않아도 되기 때문입니다. 우리가 하는 일반적인 강도의 운동은 체내 전해질의 균형이 깨질 정도로 강도가 높지 않기 때문이지요.

또한 이온 음료에는 달달 상큼한 맛을 내기 위해 당분과 나트륨 등이 상당량 들어 있으므로 다이어트를 생각한다면 이온 음료 대신 물을 마시는 것이 훨씬 더 도움이 된다고 할 수 있습니다. 이온 음료도 벌컥벌컥 들이켰다가는 전해질의 균형이 아니라 체지방의 재균형을 이루게 될지도 모르니 주의하셔야겠지요?

Q14. 살 빠지는 크림을 연예인들도 많이 바르고 하던데,

그걸 바르면 진짜 살이 빠질까요?

살 빠지는 크림을 온몸에 열심히 바른다고 날씬해질 수 있을까요? 정말 그런 효과가 있다면 우리 주변에 날씬하지 않은 사람은 아마 아무도 없지 않을까요?

몸속 체지방이 분해되는 원리는 정확한 수학 공식과도 같습니다. 우리가 섭취한 열량보다 더 많은 열량을 움직임을 통해 쓰게 되면 몸속에 이미 축적되어 있던 지방이 추가적으로 연소되면서 살이 빠지는 것입니다. 그런데 많은 분들이 살을 빼는 이 간단한 공식을 잊어버리고 자꾸 다른 이상한 공식을 대입하려고 하니 다이어트라는 문제가 절대 풀리지 않는 것이죠.

살 빠지는 크림은 순간적으로 피부에 시원한 느낌을 주거나 당겨지는 느낌이 들게 함으로써 일시적으로 날씬해지고 탄력이 생기는 기분이 들게 해서 우리를 속일 수는 있으나 절대로 우리 몸속 피하지방 또는 내장지방같이 축적되어 있는 지방을 실제로 녹일 수는 없다는 사실을 꼭! 꼭! 꼭! 기억하세요.

Q15. 살을 빼려면 운동 전에 식사를 하는 것이 좋은가요?

아니면 운동 후에 식사를 하는 것이 좋은가요?

이 문제에 있어서는 남성과 여성의 경우가 좀 다르다고 할 수 있습니다. 남성의 경우에는 운동 후에 식사를 하는 것이 좋고, 여성의 경우에는 운동 전에 식사를 하는 것이 지방 연소에는 더 효과적이라고 할 수 있습니다. 남녀의 근육량 차이 때문입니다.

여성에 비해 근육량이 많은 남성들은 운동 전에 섭취한 탄수화물이 먼저 근육의 에너지원으로 동원되면서 지방의 연소를 방해할 수 있습니다. 따라서 남성의 경우에는 식전에 운동을 하는 것이 체지방을 줄이는 데에는 좀 더 효과적이라고 할 수 있습니다. 하지만 반대로 식후 운동은 운동 중 탄수화물의 이용을 촉진시킵니다. 따라서 근육량이 적어 지방을 우선적으로 소비하고 탄수화물은 보존하려는 특성을 가진 여성들에게는 식후에 운동을 하는 것이 더 바람직하다고 할 수 있습니다.

Q16. 운동을 해서 땀을 흘리면 피부 노화가 빨리 온다는데 사실인가요?

흔히 땀을 많이 흘리는 운동을 하면 더 빨리 늙는다는 속설이 있습니다. 사실 그것은 과도하게 수분이 빠져나가 피부 겉 표면이 건조해진 때를 가리키는 것이라고 할 수 있습니다. 예를 들어 땀이 빠지는 것을 지방이 빠지는 것으로 착각하여 온도가 높은 곳에서 땀복을 입고 몸을 심하게 지치게 하면서까지 과도하게 수분을 뺀다거나, 나는 물만 마셔도 살이 찐다는 잘못된 생각을 가지고 운동을 하면서 충분한 수분 공급을 해주지 않아 몸 밖으로 수분이 과도하게 배출될 경우 피부의 겉 표면이 건조해지기 때문에 피부 건강에는 좋지 않습니다.

하지만 적정한 실내 온도에서 충분한 수분 공급을 해주며 운동을 통해 땀을 흘리게 되면 적당한 양의 수분이 빠져나가면서 동시에 피부 안쪽의 기름기와 노폐물 등을 배출시키기 때문에 오히려 피부의 탄력이 증가될 수 있습니다.

올바른 운동과 적절한 수분 보충으로 탄력 있고 예쁜 피부를 만들어보세요.

Q17. 디스크에는 멕켄지 운동이 좋다는데 그 운동을 할 때

오히려 허리가 더 아픈 경우가 종종 있습니다.

그래도 멕켄지 운동을 하는 것이 허리에 좋은 이유가 무엇인가요?

척추는 여러 개의 뼈가 모여서 하나의 골조를 이루고 있습니다. 그리고 그 사이
사이에는 인체의 무게와 움직임에서 발생하는 충격을 흡수하기 위한 디스크 젤
리, 즉 추간판이 위치하고 있습니다. 그런데 이 디스크는 허리의 C자 커브가 잘
유지될 때 제 위치를 벗어나지 않고 제 기능을 잘 할 수 있습니다.

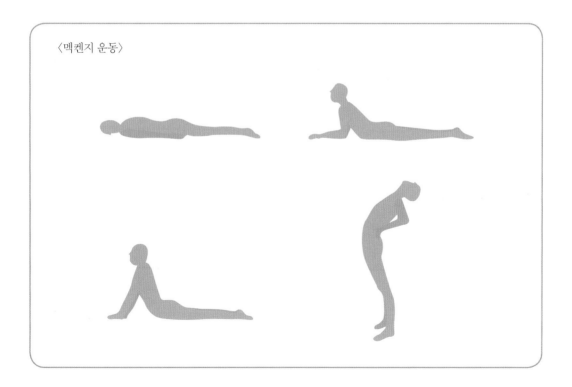

〈멕켄지 운동〉

그렇다면 허리의 C자 커브를 잘 유지하기 위해서 꼭 필요한 것은 무엇일까요? 바로 다열근과 척추기립근같이 척추가 올바른 자세를 유지하는 데 도움을 주는 자세 유지근입니다. 멕켄지 운동 같은 신전 운동은 허리가 올바른 커브를 유지하고 자세 유지근이 적당히 긴장할 수 있도록 만들어주기 때문에 다중 분절 사이의 디스크에 혈액이 순환하는 것을 돕고 관절의 대사작용을 용이하게 합니다.

그렇기 때문에 올바른 운동은 허리 건강을 돕고 디스크로 인한 통증을 완화하는 데 큰 도움이 됩니다. 운동은 우리가 귀찮고 힘들다고 안 해서 문제인 것이지 열심히 했을 경우에는 우리 몸에 반드시 좋은 변화를 가져올 수 있다는 사실을 꼭 기억하시길 바랍니다.

Q18. 습관적으로 소화가 잘 안 돼요. 운동을 열심히 하면 도움이 될까요?

만성 소화불량을 도와주는 운동은 식전에 하는 운동입니다. 습관적인 소화 장애가 있으신 분들은 식사 전에 가벼운 유산소운동이나 스트레칭 정도의 운동을 해주는 것이 소화 장애를 개선하는 데 큰 도움이 됩니다. 식후 운동이나 근육을 많이 사용하는 운동은 주의할 필요가 있습니다. 그 이유는 식후에 근육을 많이 사용하는 근력운동을 하게 되면 소화를 위해 위장으로 충분히 보내져야 할 혈액이 근육 쪽으로 쏠리게 되기 때문입니다. 그렇게 되면 오히려 위장의 활발한 움직임을 방해하여 소화가 더 안 될 수 있는 것입니다. 이제부터는 소화가 잘 안 될 때는 식전에 스트레칭이나 산책 같은 가벼운 운동을 하시고 체온을 따뜻하게 유지해보세요. 속이 정말 편안해질거예요.

Q19. 운동은 아침이 좋은가요, 저녁이 좋은가요?

쓰고 남은 돈을 저축하는 것이 아니라 저축할 돈을 따로 떼어놓고 써야 한다는 이야기 들어보셨나요? 운동도 그렇습니다. 운동은 따로 시간을 내서 하는 게 아니라 운동할 시간을 먼저 정해두고 나머지 시간에 다른 일을 해야 합니다. 그렇다면 운동은 언제 하는 것이 좋을까요?

아침운동과 저녁운동은 각각 장점이 있습니다.

칼로리 소모를 위한 유산소운동은 아침이 좋습니다. 왜냐고요? 자동차 시동을 꺼도 엔진이 바로 멈추지 않고 한동안 돌아가듯이 우리가 운동을 마치고 나서도 우리 몸은 일정한 시간 동안 신진대사가 활발해진 상태를 유지합니다. 따라서 아침에 운동을 하면 운동 후 낮시간에 칼로리가 소모가 어느 정도 이어집니다. 그런데 저녁에 운동을 하고 바로 잔다면 이 과정이 줄어듭니다.

근육운동은 저녁 시간이 무난합니다. 낮 동안의 활동으로 인해 우리 몸이 좀 덥혀지고 유연해지기 때문에 부상 위험이 줄어들기 때문입니다. 물론 아침에 근육운동을 하더라도 워밍업을 충분히 해준다면 별 문제 없습니다. 반대로 저녁이라고 해도 워밍업 없이 바로 근육운동을 해서는 안 되겠지요.

아침운동의 장점은 무엇보다도 운동을 꾸준히 하기 쉽다는 것입니다. 저녁에는 아무래도 야근이나 저녁약속 등 이런저런 사정 때문에 운동을 빼먹기 쉽기 때문입니다.

운동을 아침에 하든 저녁에 하든 꼭 기억해야 할 것 중의 하나는 충분한 수면입니다. 운동 이야기를 하다가 갑자기 웬 잠 이야기냐고요?

어느 주식투자의 고수는 자신의 성공 비결 중의 하나로 숙면을 꼽는다고 합니다. 잠을 충분히 자야 머리가 맑아져서 정확한 판단을 할 수 있다는 것이죠. 운동할 때도 마찬가지입니다. 잠을 충분히 자야 제대로 운동을 할 수 있습니다. 잠이 부족한 상태에서 억지로 운동을 하다보면 자칫 부상을 당할 수도 있습니다.

최고의 효과를 위해서는 잠을 잘 자야 한다는 것, 꼭 기억하세요!

왜 운동을 해야 할까요?

요즘 허리가 아픈 사람이 많습니다. 병원에 가면 수술을 받거나 물리치료나 도수치료 같은 시술을 받기도 합니다. 주사도 맞고 약도 먹습니다. 그리고 나면 대개 일시적으로는 통증이 잡힙니다. 그러나 치료 이전의 잘못된 자세나 생활습관을 유지할 경우 통증은 도로 재발할 가능성이 매우 높습니다.

내과적 원인으로 인한 통증을 제외한다면 허리 통증은 디스크를 잡아주고 있는 허리 근육의 약화 때문인 경우가 많습니다. 따라서 허리와 그 주변 근육을 강화해 더 이상 디스크가 손상되지 않도록 하고 그 근육의 힘으로 척추에 좋은 자세를 습관적으로 유지해주려는 노력이 필요합니다. 그러면 허리 통증은 점점 완화될 수 있습니다. 그런데 근육은 수술이나 시술, 주사, 약으로는 절대 생기지 않습니다. 당연히 생길 수가 없지요. 몸에 필요한 근육을 만들고자 한다면 운동만

이 근본적인 해결책입니다.

　그러나 우리는 통증이 생기면 약은 처방대로 꼬박꼬박 챙겨 먹지만 운동은 크게 신경 쓰지 않습니다. 한 귀로 듣고 한 귀로 흘려버립니다. 저는 이게 너무 안타깝습니다. 몸의 통증뿐만 아니라 고혈압, 당뇨 같은 대사성 질환도 마찬가지입니다.

　웬만한 병은 이 책에 소개된 운동법을 꾸준히 실천하면 좋아질 수 있고 스스로 고칠 수도 있습니다. 앞에서도 이야기했지만 허리가 아파서 운동을 시작했는데 운동을 하다보니 당뇨약을 끊게 되었다거나, 어깨 통증 때문에 운동을 시작했는데 혈압이 떨어졌다고 좋아하시는 분도 있습니다. 운동을 하면 불면증이나 우울증 같은 정신적 질환들이 좋아지기도 합니다.

　저는 이 책을 읽는 독자들이 올바른 운동법에 대한 올바른 인식을 가지고 꾸준히 운동할 수 있기를 무엇보다도 간절히 바랍니다. 그렇게 해서 여러분의 몸이 좋아지고 웃을 수 있다면 정말 좋겠습니다.

　주변 어르신들이 저에게 이런 말씀을 자주 하십니다. 이렇게 나이 들어서 이제 무슨 운동이냐고, 조금이라도 더 젊었을 때 했었으면 좋았을 것 같다고. 절대 그렇지 않습니다! 운동은 나이가 들수록 근육이 점점 줄어들기 때문에라도 더 열심히 해야 하는 것이지 젊은이들의 힘자랑의 지표가 아닙니다.

이제부터라도 내 몸을 웃게 하는 지름길, 올바른 운동을 실천하시기를 제가 열정으로 응원합니다. Make your body smile!

〈바디스마일〉 회원들이 전하는 극적인 운동 효과

"3개월 전부터 바디스마일에서 운동을 시작했습니다. 과로로 인한 목 디스크가 많이 호전되어 이제는 통증 없이 일생생활이 가능하여 이번에 복직하게 되었습니다. 감사합니다, 바디스마일!" _김＊정

"안녕하세요? 운동 시작한 지 4개월차입니다. 저는 골반과 척추가 많이 틀어져서 육안으로도 보이는 게 많이 신경 쓰여서 처음 운동을 시작하게 되었습니다. 꾸준히 주 2회 정도 교정 운동만 진행했는데 좌우 밸런스가 많이 좋아졌습니다. 살도 3킬로그램 빠졌어요! 감사합니다."

"약 3개월 전에 비만으로 이곳에 오게 되었습니다. 당시 몸무게가 120kg이 넘었습니다. 3개월 동안 약 30여 회의 PT를 받으면서 식이요법을 병행하여 100kg대로 진입하였습니다. 저의 목표인 90kg까지 고지가 얼마 안 남았습니다. 그날까지 바디스마일 직원 분들과 끝까지 달려보겠습니다."

"1년 반 정도 운동했어요. 처음에는 그냥 걷는 것도 힘들었지만 근육운동을 하면서 트레드밀도 가능하게 됐고, 지금 1년 반이 지나니까 뛰는 것도 할 수 있게 되었습니다." _사나에(무苗)

"척추측만증 증세로 보행과 일생생활이 어려울 정도였습니다. 바디스마일에서 1년 반 정도 운동했습니다. 잠잘 때 다리가 저리는 증세가 없어졌고 보행도 많이 편해졌고 허리 통증이 많이 완화됐습니다. 근력운동 더 많이 하고 싶습니다." _최＊남

"When I visited here, my back was so bad and I have been hurt because of my back. After exercising here for 2 months, my back recover well. Now, I have no pain. I really appreciate help of all staff."
(처음 바디스마일에 왔을 때 허리가 아주 안 좋았었는데 두 달 동안 운동하고 나서 좋아졌어요. 통증도 없어졌습니다. 직원 분들에게 정말 감사드립니다.)

"바디스마일에서 운동하기 위해 수원 영통에서 퇴근하고 옵니다. 김선우 원장님께서 목 디스크 운동을 가르쳐주시는데 병원에서 하던 도수치료보다 훨씬 효과가 좋았습니다. 원장님께 받은 운동 치료 너무 신기하고 몸이 좋아졌어요. 추천합니다."

"소개를 받고 판교에서 오게 되었습니다. 운동 시작한 이후 먼 거리의 불편함은 잊어버렸어요. 주 2회씩 근육운동과 주 1회 카이로프랙틱 교정을 시작한 지 두 달 정도 됐는데 일할 때 목 불편한 것이 거의 없어졌어요." _이*혜

"허리 통증으로 바디스마일에서 운동을 시작한 지 1년 가까이 되었습니다. 몸의 균형이 좋아지고 통증이 많이 완화되었습니다. 전에는 자주 몸이 처졌는데 체력이 많이 좋아진 것이 느껴집니다. 보험 처리가 되면 좋겠는데…." _오*원

"새해 1월 2일에 바디스마일에서 다이어트 운동을 시작했습니다. 30회 레슨하면서 10킬로그램이 빠졌습니다. 제가 이렇게 운동을 즐기게 될 줄 몰랐어요!"

김선우 교수의
국가대표 운동법
초판 1쇄 발행_ 2019년 7월 3일
초판 2쇄 발행_ 2019년 7월 17일

지은이_ 김선우
펴낸이_ 이성수
주간_ 김미성
편집_ 황영선, 이경은, 이홍우, 이효주
마케팅_ 김현관
디자인_ 진혜리

펴낸곳_ 올림
주소_ 03186 서울시 종로구 새문안로 92 광화문오피시아 1810호
등록_ 2000년 3월 30일 제300-2000-192호(구:제20-183호)
전화_ 02-720-3131
팩스_ 02-6499-0898
이메일_ pom4u@naver.com
홈페이지_ http://cafe.naver.com/ollimbooks

ISBN 979-11-6262-024-3 13510

ⓒ 김선우, 2019

이 도서의 국립중앙도서관 출판예정도서목록(CIP)은 서지정보유통지원시스템 홈페이지(http://seoji.nl.go.kr)와 국가자료종합목록 구축시스템(http://kolis-net.nl.go.kr)에서 이용하실 수 있습니다. (CIP제어번호 : CIP2019023978)